U0031072

# 圖解中醫

# 體質篇

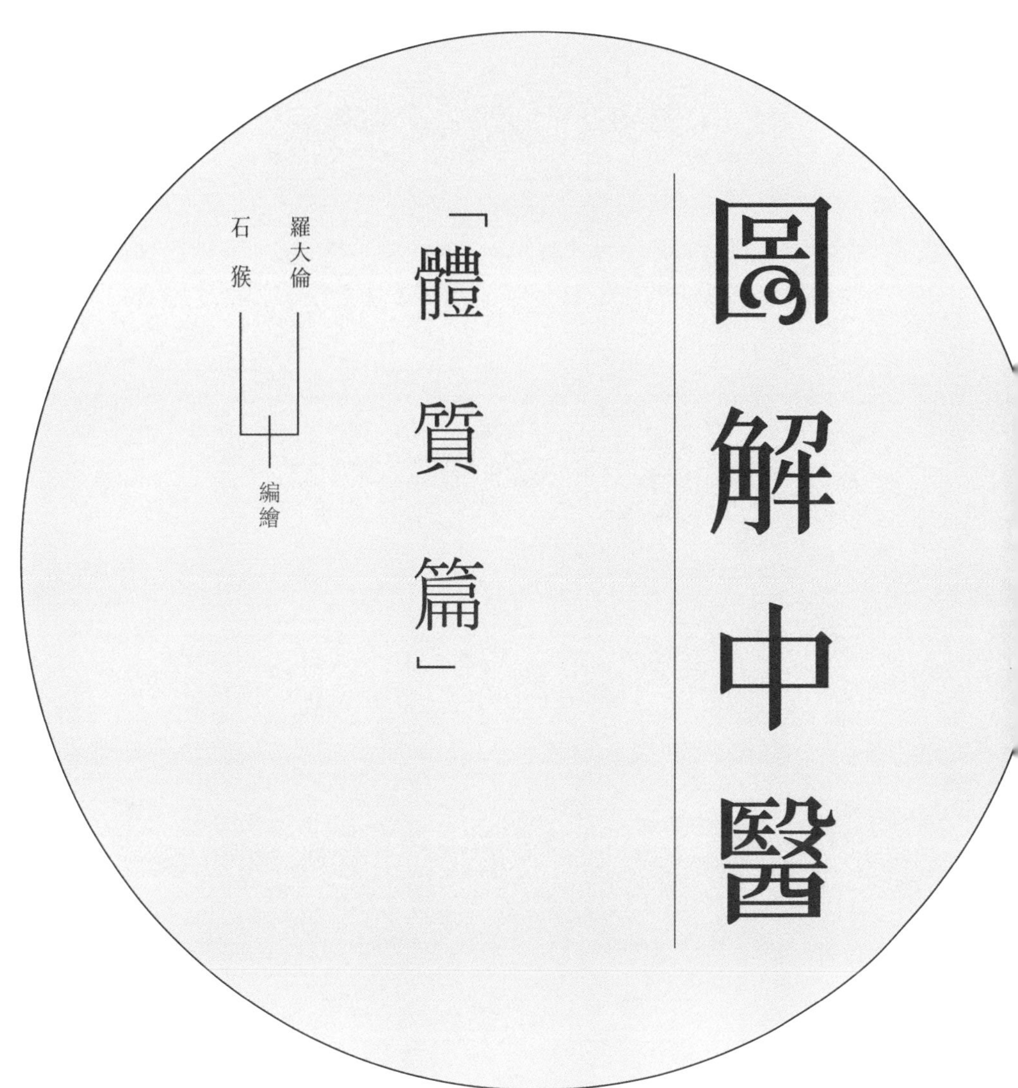

# 圖解中醫

## 「體質篇」

羅大倫
石猴
編繪

香港中和出版有限公司
www.hkopenpage.com

說明：本書是作者對中醫表現形式的探索，不當之處敬請指正。

書中的體質自測方法依據中華中醫藥學會制定的《中醫體質分類與判定自測表及體質調養方法（標準版）》而設計。

# 只為中醫太美

我之所以摯愛中醫文化，只因為它真的很美。

幾千年的中華傳統文化浸潤濡養著中醫這棵寶樹奇葩，無論是基礎理論，還是用藥治則，無不閃爍著哲學的思辨之美。作為中醫理論核心的整體觀，不僅將人看作一個整體來考量，還將人置身於浩瀚宇宙，看成是自然界中的一部分，追求人與自然的和諧。這正是道家「天人合一」思想的體現。熱者寒之、寒者熱之、虛者補之等治則，以藥性偏頗來糾正人體偏頗的原則，則展現了儒家智慧的光芒。五行的相生、相剋、相乘、相侮、對立、制約與依存，看似玄而又玄，但又無處不反映著樸素的真理。七情配伍，相使、相須、相惡、相殺，一方之中竟是排兵佈陣般的謹慎嚴密，大氣渾然，每一方不知包蘊了多少哲理。

大道至簡，至簡則美。中醫所蘊含的道理是深刻的，但表現形式卻極為簡單，其診斷、用藥都體現了至簡之美。老中醫看病，無須拍 X 光片，不用做 CT 、磁共振及各種程序複雜的檢查，藉助醫者的感官和手指的感覺，通過望、聞、問、切就能查明病因，判斷病情。中醫用藥，雖然有很多繁複的藥方，但也有許多簡便有效的單方、偏方和代藥的食方，將藥物對人體的損害降到了最低。中醫將疾病和自然界緊密地結合在一起，很多藥物都是就地取材，隨手可得，一塊生薑、一綹香菜、一頭大蒜、一把食鹽，在中醫師的手中都可能是最有效的治病良藥。中醫已經將「簡」的妙處運用到了極致。

一藥一法盡得自然之美。傳統中醫取法自然，以事半功倍、至簡、至效和對人體傷害最小為最終的追求。同樣治病，中醫也許是一帖膏藥、幾次火罐、簡單的針灸就可以治癒，且不傷及人的根本。同樣用藥，中藥多來源於自然界的動植物，煎煎煮煮，很少化學合成，對人體的不良反應也大大降低。

中醫太美。這樣的瑰寶、國粹，應該推廣之，宣傳之，發揚之，讓更多的人了解中醫，喜歡中醫，應該是每一個中醫人的責任和使命。

看到羅兄贈我的「《圖解中醫》系列叢書」，我的耳目為之一新，彷彿看到了宣傳普及中醫的一片新天地。這套書的作者和策劃者們以普及中醫理念為己任，以弘揚中醫文化為目標，將傳統的中醫內容用最為輕鬆活潑的漫畫形式表現了出來，構思巧妙，匠心獨運。每一幅畫圖、每一段文字，都力求最簡省、最通俗地表達深奧繁複的中醫理論，讓讀者不必再咀嚼拗口的詞句，無須再琢磨難懂的話語，在興味和樂趣中感受中醫的真諦，獲得快樂的閱讀體驗。

我相信這套書能如其「後記」所言，讓您在閱讀之後，「一定會為中醫國粹的精湛神奇而感慨，一定會為古人的聰慧睿智而動容，為燦爛的中華文明而心生一分自豪之情」，從而「生發出對中醫的研究之心、探索之意」，甚至「能由此積極宣傳推廣中醫，讓更多的人來了解它，學習它，發掘它」。

梁冬

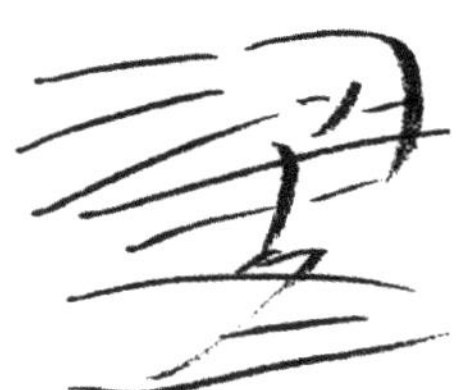

# 用圖解解讀中醫

五千年歲月流轉，積累了中醫的博大內涵。

五千年千錘百鍊，鑄就了中醫的完備體系。

五千年大浪淘沙，沉澱出中醫的精粹風華。

五千年風雨滄桑，古老的中醫曾經擔負著中華民族繁衍昌盛的大任，推動著華夏文明的車輪，轉動不息。

如今，隨著人們對健康的熱切追求，隨著中國文化影響力的不斷增強，古老的中醫，歷久彌新，正煥發出更加迷人的風采和勃勃生機。

然而，正因其古老，會有許多生澀的語言詞彙讓人難以理解；正因其古老，會有許多深刻的思想理論無法被人領悟。怎樣打破形式的束縛，突破理解的障礙，讓中醫為更多國人所接受，讓中醫國粹真正走出國門，走向世界，是中醫文化傳播者的當務之急。

深思熟慮之下，我們選擇了用鮮活生動的圖解來傳達中醫的精湛深邃，化深奧晦澀為淺顯易懂，變生硬解釋為生動演繹。同時，圖解的幽默元素，還會使讀者在感受中醫、學習中醫的餘韻之中，品味生活的歡愉和閱讀的樂趣。

這，就是我們奉獻給您的用圖解完美解讀中醫的圖書——《圖解中醫》系列叢書。

我們希望，這套叢書能為您敲開中醫的大門，能讓您有更大的熱情學習這門古老的文化。我們也希望，這套書能突破國家的界限，超越語言的阻障，跨越古今時空，飛越千山萬水，將古老而深邃的中醫文化撒播到每個人的心田。

編 者

# 目 錄

## 體質的定義與由來



## 體質的分類



## 體質與健康



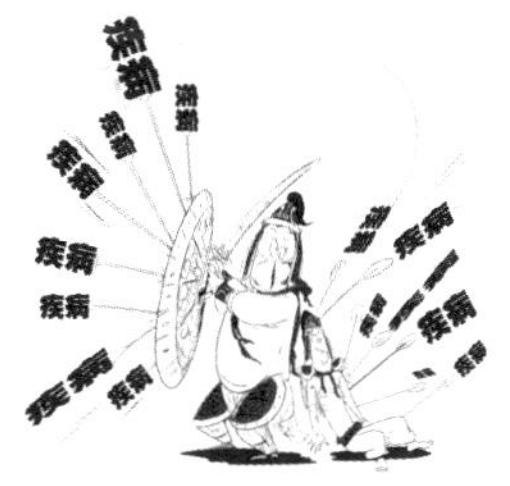

疾病
疾病
疾病
疾病
疾病
疾病
疾病
疾病

## 體質的測定

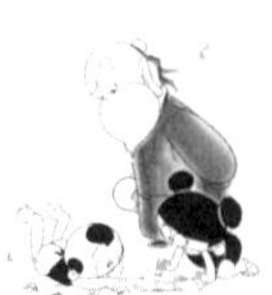



## 影響體質的因素



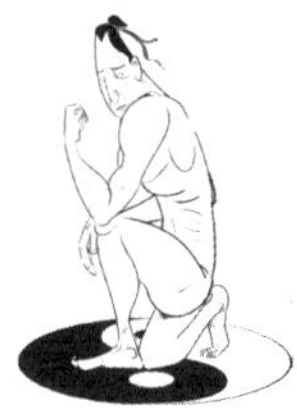

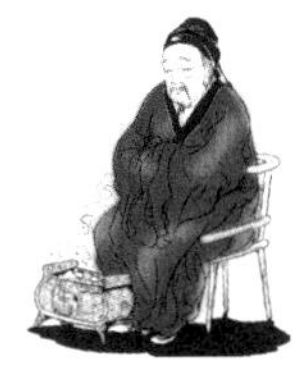

## 陽虛體質



## 陰虛體質



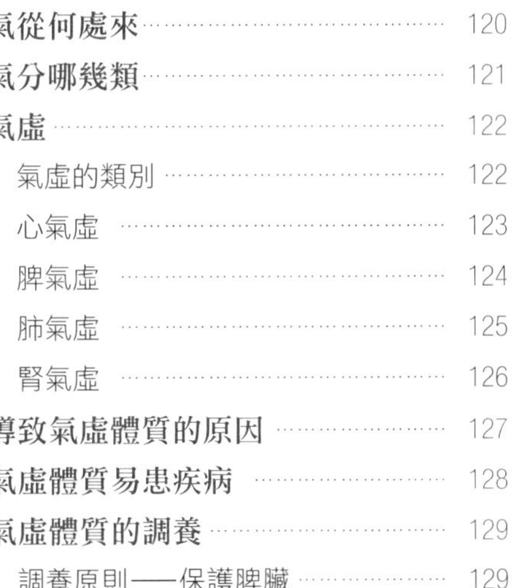

## 氣虛體質

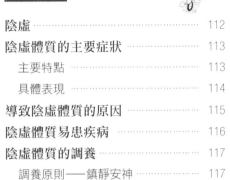

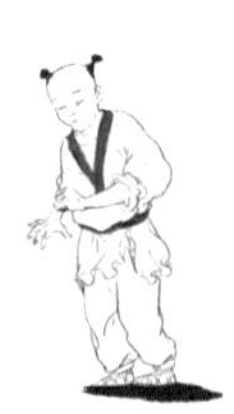

## 瘀血體質



## 痰濕體質



## 濕熱體質



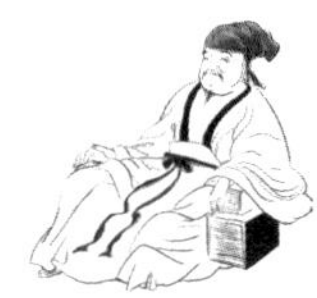

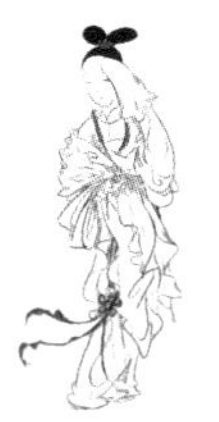

## 氣鬱體質



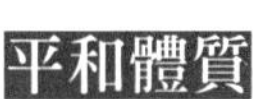

## 平和體質



## 特稟體質



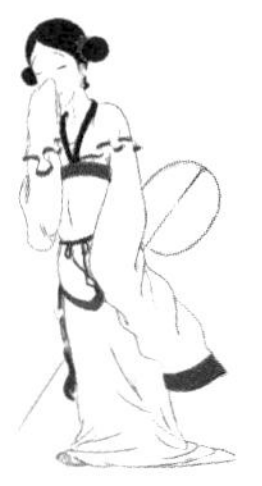

# 體質的定義與由來

「體質」一詞最初並未被用於醫學領域，而是用來評價事物的特性和本質。到了清代，在醫學書中才明確出現了「體質」這個詞。但實際上，早在《黃帝內經》中，古代的醫家就已經對體質的形成、分類，對體質與病機、診斷、治療、預防的關係做了詳細的闡述，其後的醫學典籍和歷代醫案中，都有關於體質的探討和論述。

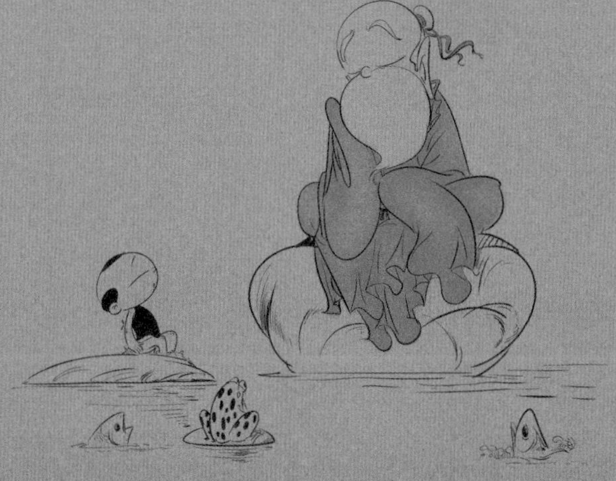

## 沒有完全相同的人

世上沒有兩片完全相同的葉子，也沒有兩個完全相同的人。

人和人之間在外形特徵、生理功能、物質代謝、脾氣秉性等方面都有不同，這就是體質的差異。

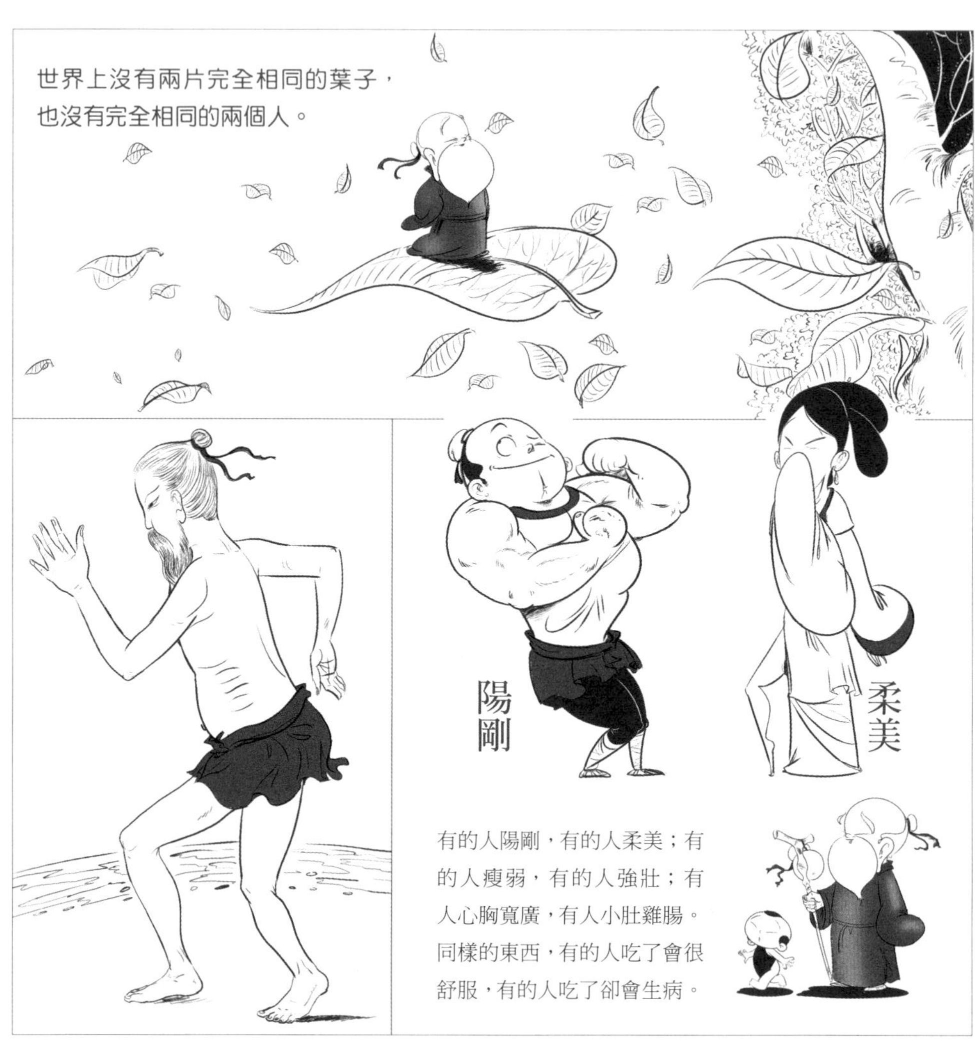

世界上沒有兩片完全相同的葉子，
也沒有完全相同的兩個人。
陽剛
柔美
有的人陽剛，有的人柔美；有的人瘦弱，有的人強壯；有人心胸寬廣，有人小肚雞腸。同樣的東西，有的人吃了會很舒服，有的人吃了卻會生病。

## 甚麼是體質

體質，是在人的生命過程中，在先天稟賦和後天獲得的基礎上，逐漸形成的一些綜合的、固有的特質，主要包括形態結構、生理功能、物質代謝和性格心理等方面。

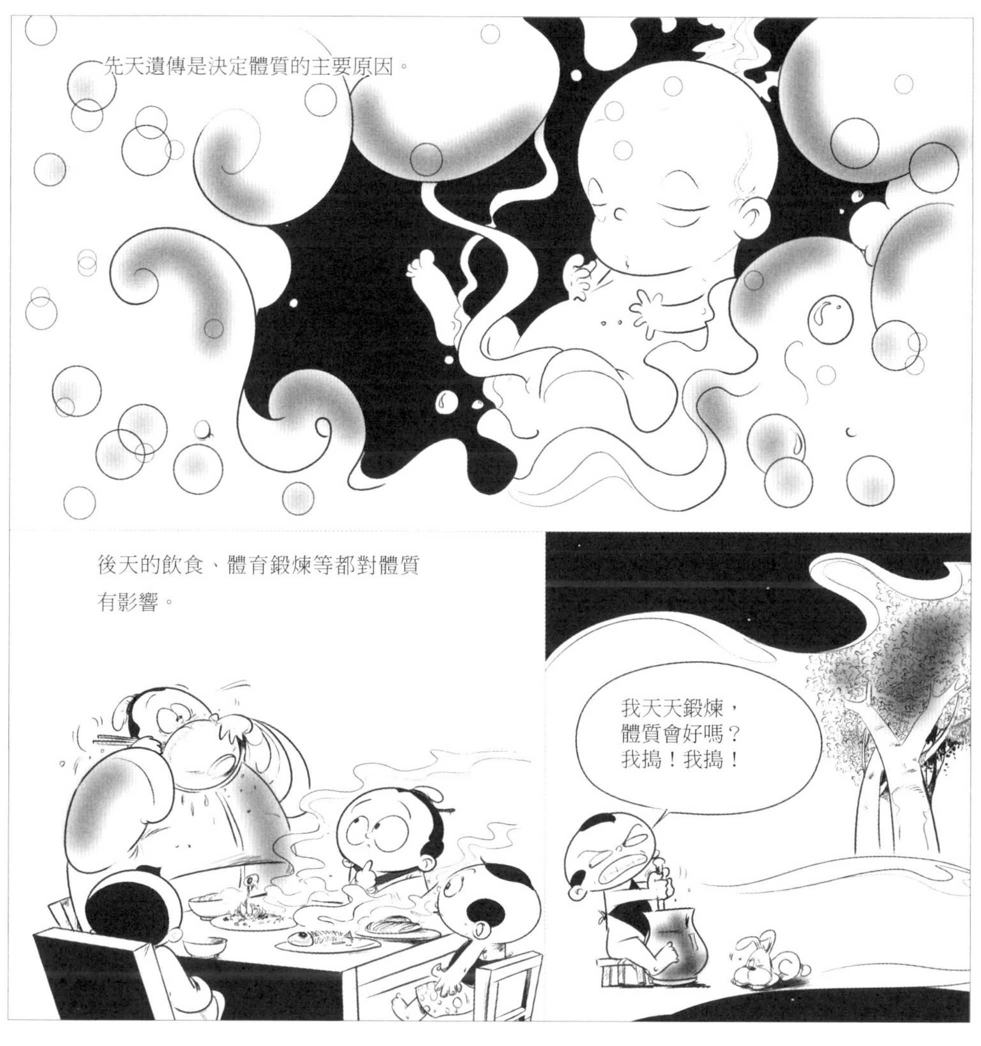
先天遺傳是決定體質的主要原因。
後天的飲食、體育鍛煉等都對體質有影響。
我天天鍛煉，體質會好嗎？我搗！我搗！

## 體質一說的演變

最初，古代典籍中使用「體質」一詞，多表達「形體、質地、素質、氣質、人的質量」等含義，並未用於醫學當中。但是，這並不代表我國古代經典醫學著作中沒有對「體質」的論述和研究。

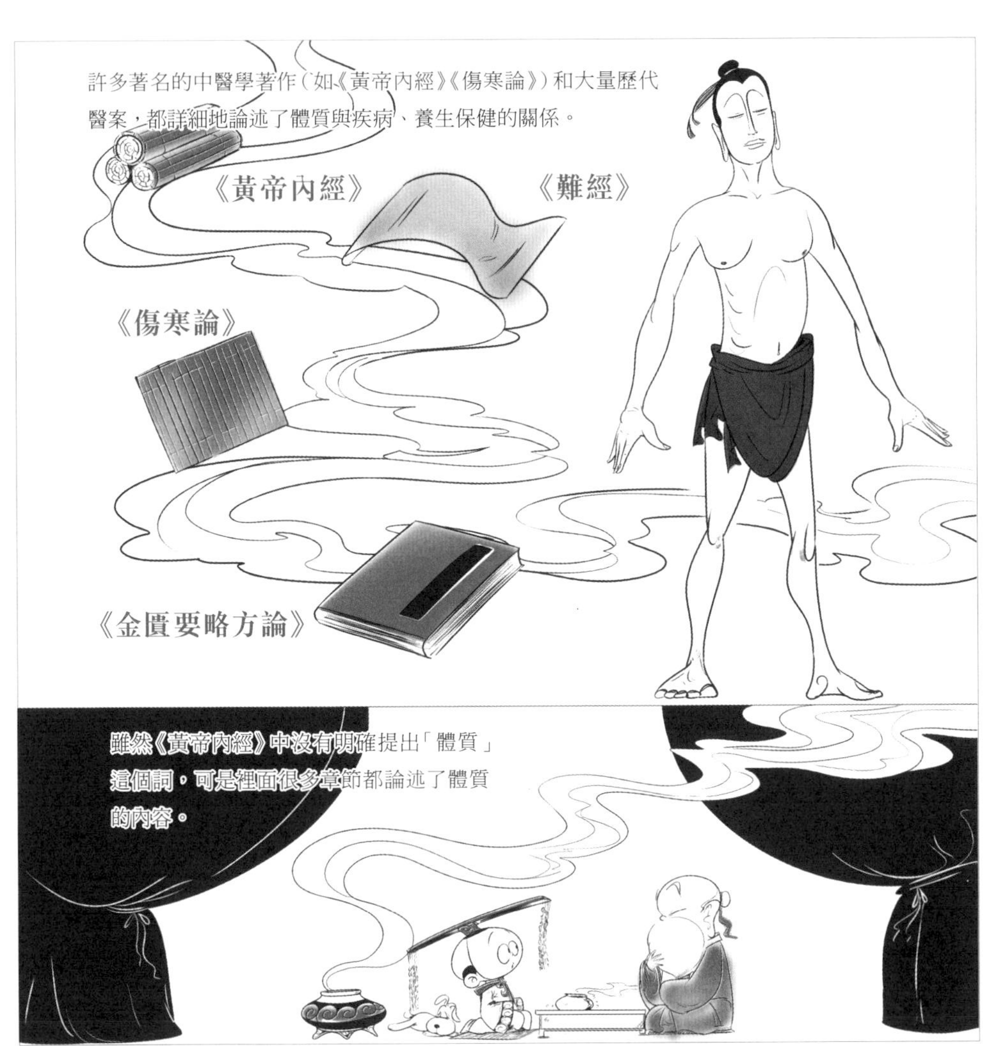

許多著名的中醫學著作（如《黃帝內經》《傷寒論》）和大量歷代醫案，都詳細地論述了體質與疾病、養生保健的關係。
《黃帝內經》
《難經》
《傷寒論》
《金匱要略方論》
雖然《黃帝內經》中沒有明確提出「體質」這個詞，可是裡面很多章節都論述了體質的內容。

# 體質一說的演變

## 形態與質地

清代的李漁在《閒情偶寄》中論及衣料的質量時，使用了「體質」一詞。「紬*與緞之體質不光、花紋突起者，即是精中之粗、深中之淺。」在這裡「體質」所指的是事物的「形態和質地」。

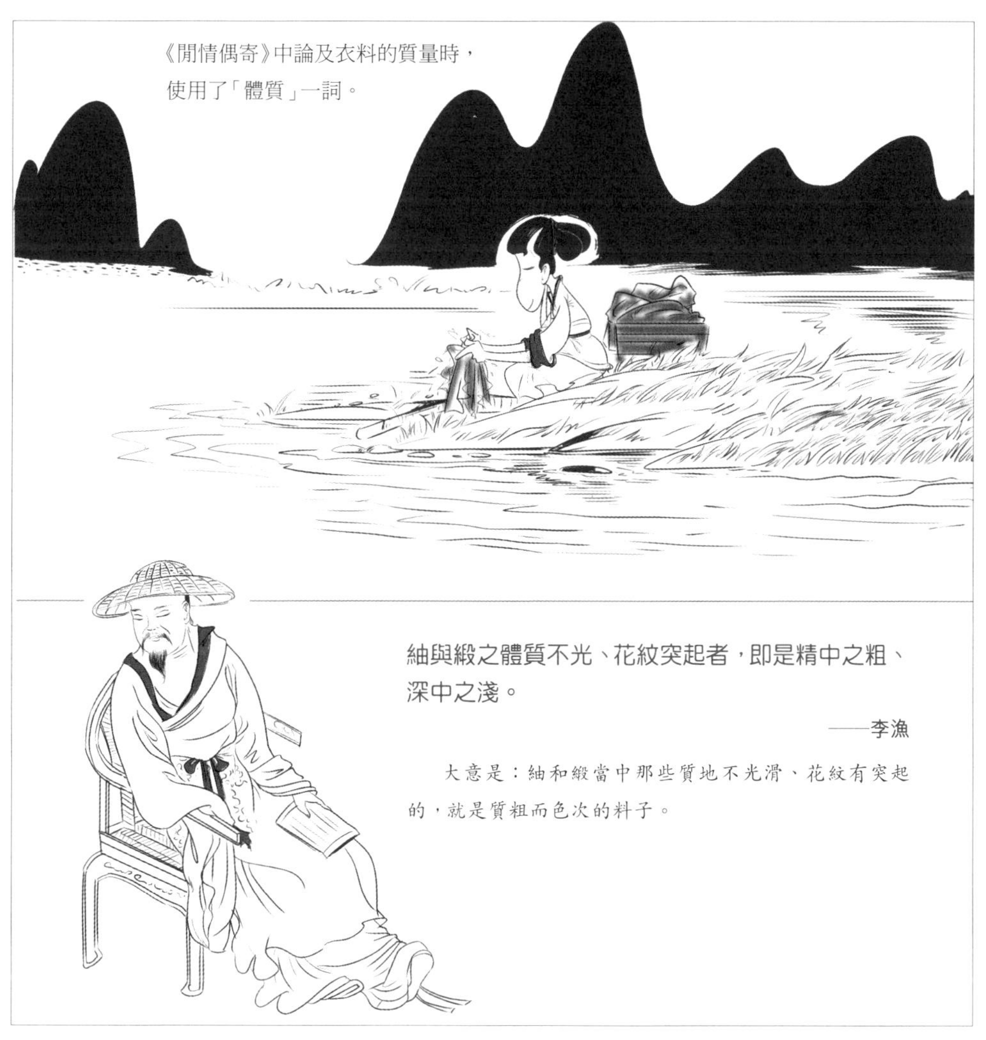

《閒情偶寄》中論及衣料的質量時，
使用了「體質」一詞。
紬與緞之體質不光、花紋突起者，即是精中之粗、深中之淺。
——李漁
大意是：紬和緞當中那些質地不光滑、花紋有突起的，就是質粗而色次的料子。


＊紬：粗綢。

## 體質一說的演變

### 身體素質

有些古代文獻提到的體質是指「身體素質」。例如，《晉書．南陽王保傳》說：「保，體質豐偉，嘗自稱重 800 斤。」大意是：王保，身體素質好，強壯魁梧，曾經自己誇口說有 800 斤重。

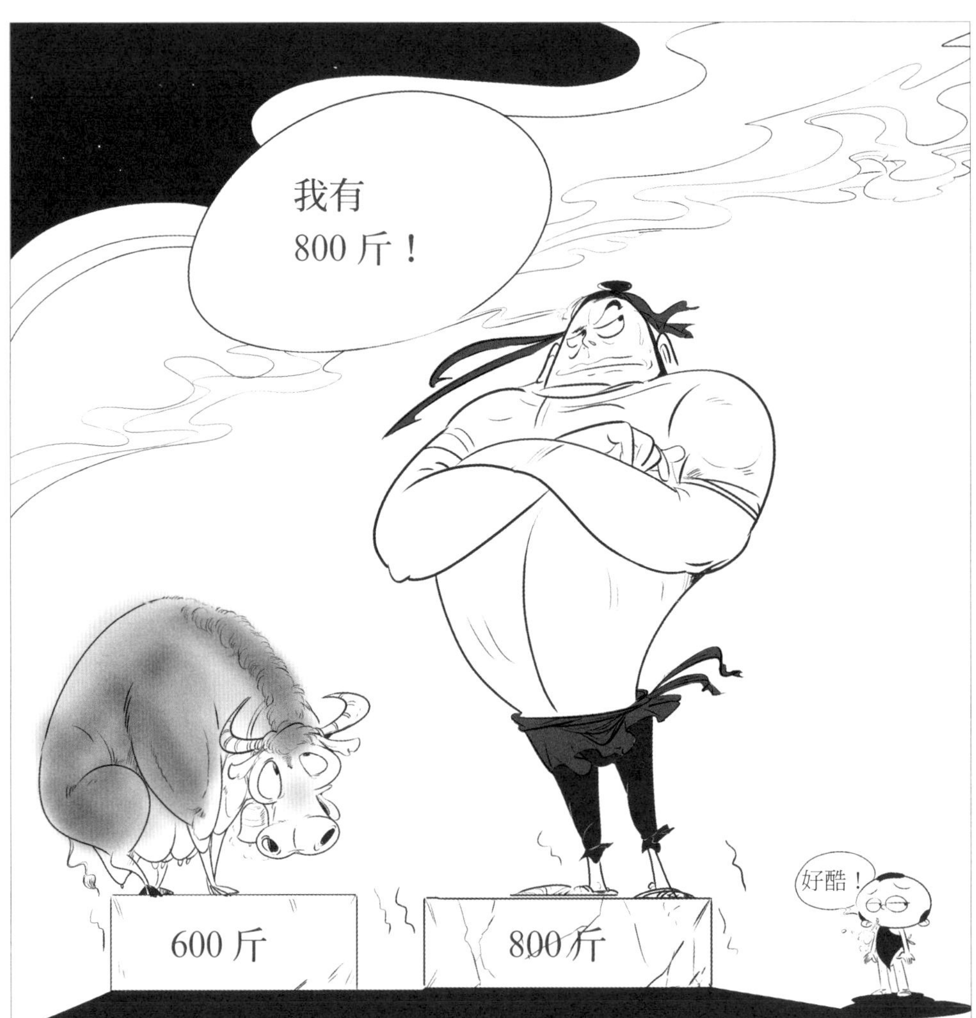
我有
800 斤！
好酷！
600 斤
800 斤

# 體質一說的演變

## 形體

一些古代典籍中的「體質」用來指「形體」。例如，明代學者方孝孺的《友筠軒賦》中提到「體質直而端莊」，其中的「體質」指的就是形體。

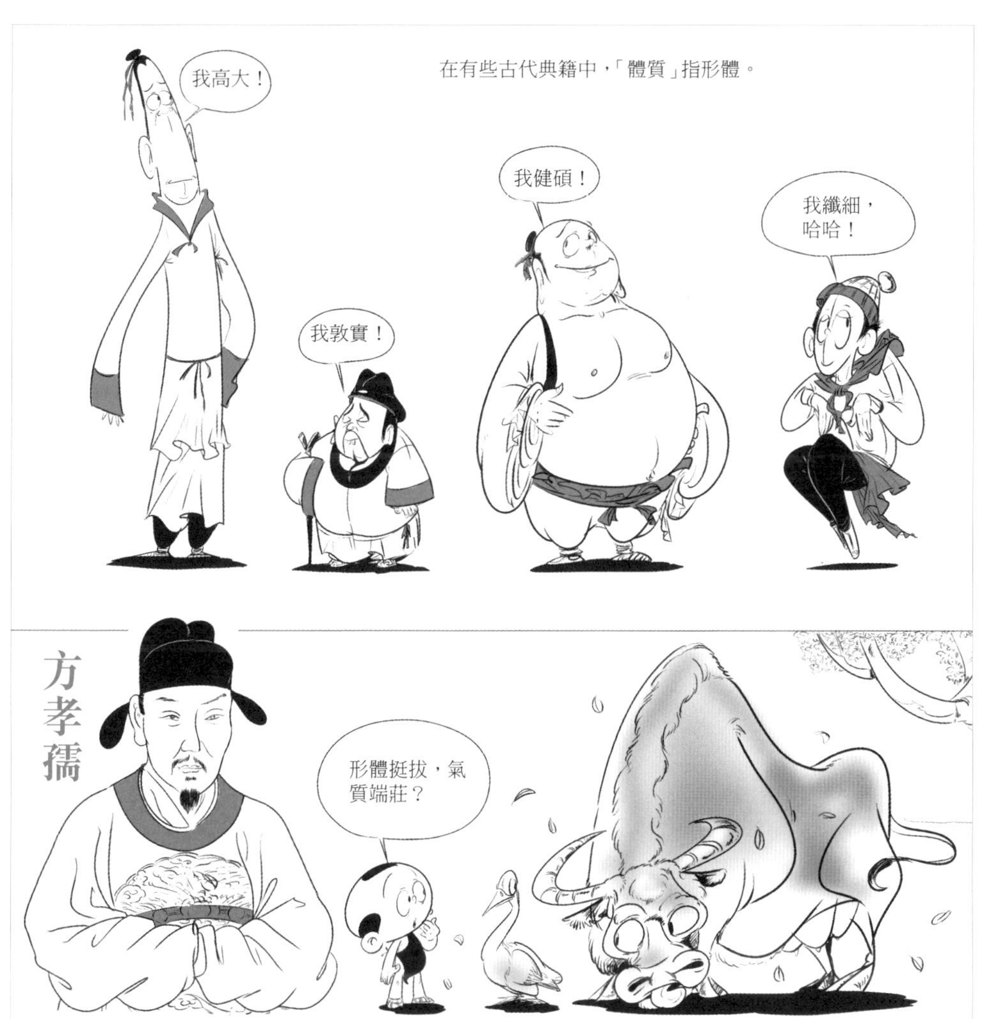

在有些古代典籍中，「體質」指形體。
我高大！
我敦實！
我健碩！
我纖細，
哈哈！
方孝孺
形體挺拔，氣
質端莊？

# 體質一說的演變

## 本質、氣質

有些典籍裡使用「體質」一詞來表達「本質、氣質」的含義。明代哲學家李贄在其《與焦弱侯書》中說：「此生雖非甚聰慧，然甚得狷者體質……」大意是，這一生雖然算不上十分聰明慧黠，但非常具有正直而潔身自好者的本質。

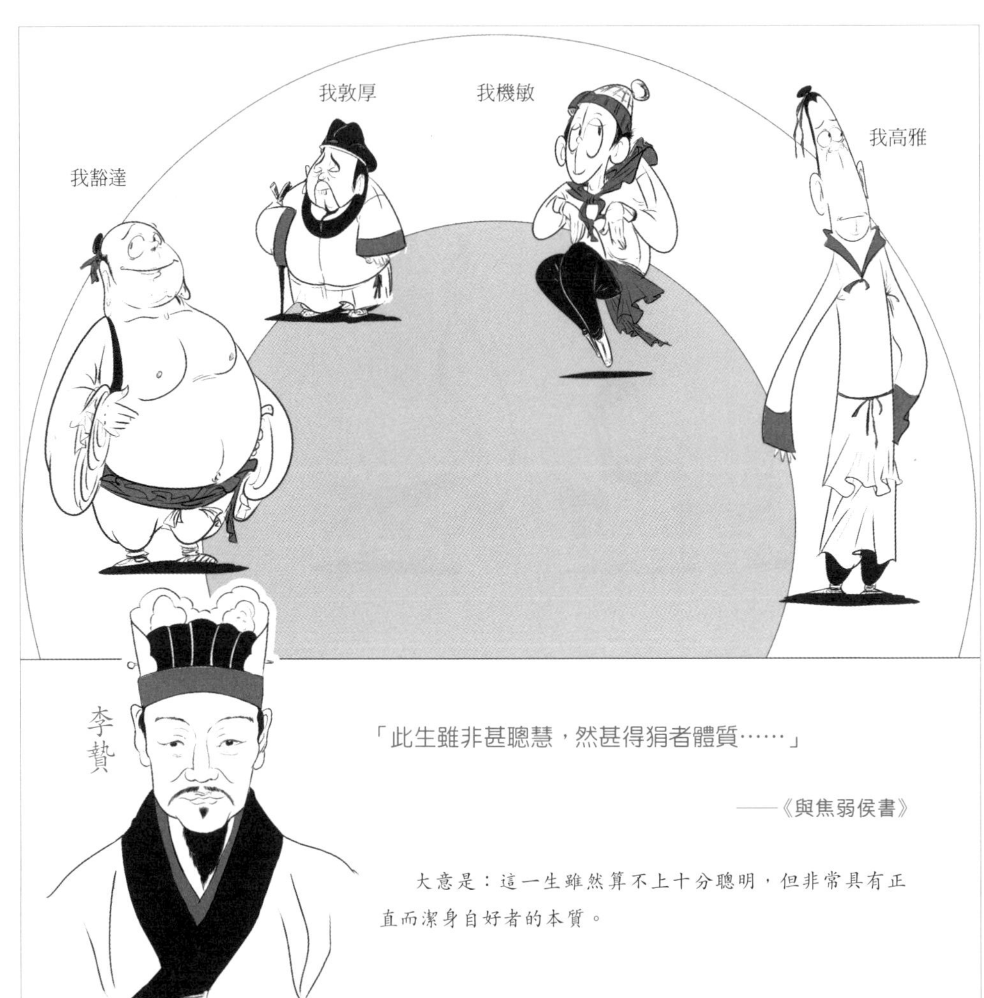
我豁達
我敦厚
我機敏
我高雅
李贄
「此生雖非甚聰慧，然甚得狷者體質……」
——《與焦弱侯書》
大意是：這一生雖然算不上十分聰明，但非常具有正直而潔身自好者的本質。

# 體質一說的演變

## 《黃帝內經》有關體質的論述

《黃帝內經》雖沒有明確提出「體質」一詞，但對體質的形成、分類以及體質與病機、診治的關係都做了詳細的論述。

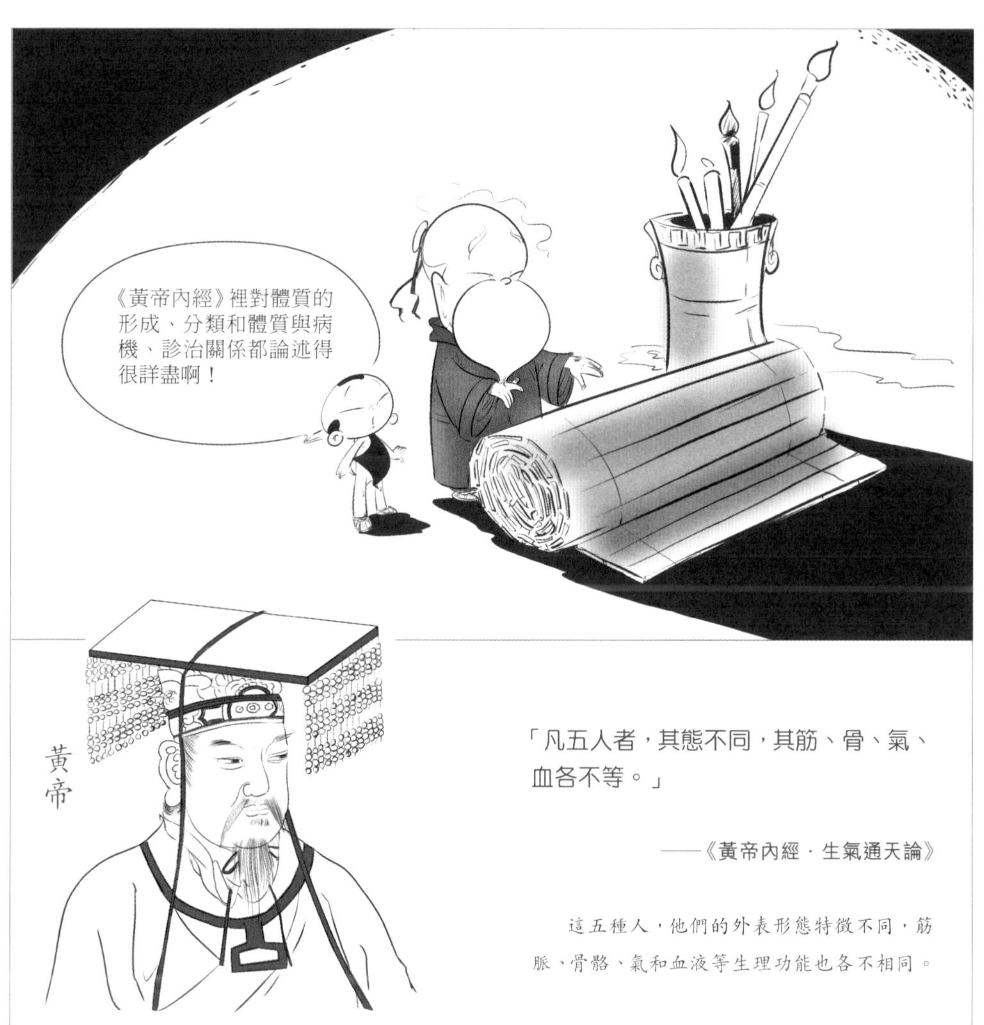
《黃帝內經》裡對體質的形成、分類和體質與病機、診治關係都論述得很詳盡啊！
黃帝

「凡五人者，其態不同，其筋、骨、氣、血各不等。」

——《黃帝內經・生氣通天論》

這五種人，他們的外表形態特徵不同，筋脈、骨骼、氣和血液等生理功能也各不相同。

# 體質一說的演變

## 《傷寒論》有關體質的論述

《傷寒論》在論述外感病的演變過程時認為，當邪氣襲來的時候，如果是體質強壯的人，他的正氣會比較充足，病邪便不易侵入。相反，體質虛弱而且正氣不足的人，病邪則容易侵入，導致病情多變。

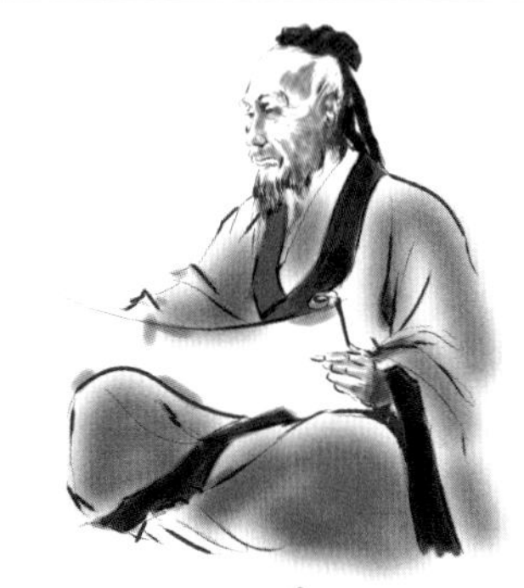
有的人著了涼，一天就病倒了，而有的人兩三天也不一定生病。這不僅說明外感病的演變不拘泥於時間，也提示病情的演變與患者的體質關係密切。

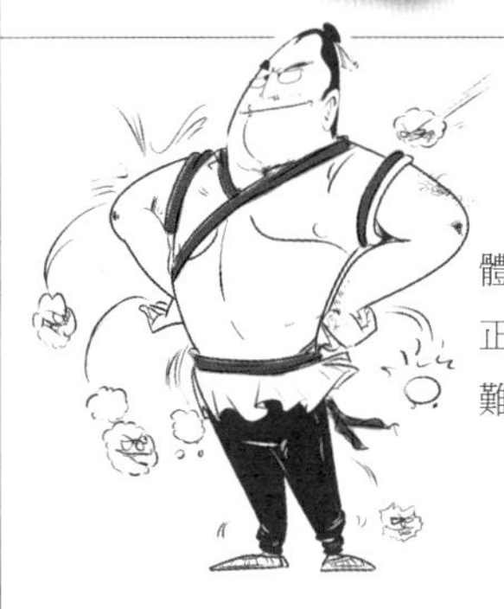
體質強壯的人，正氣充足，病邪難以侵入。

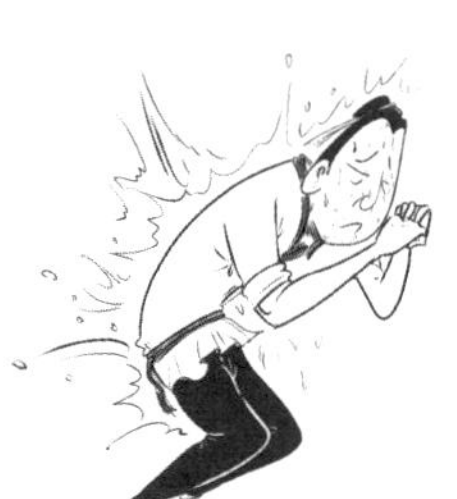
體質虛弱、正氣不足的人，病邪容易侵入。

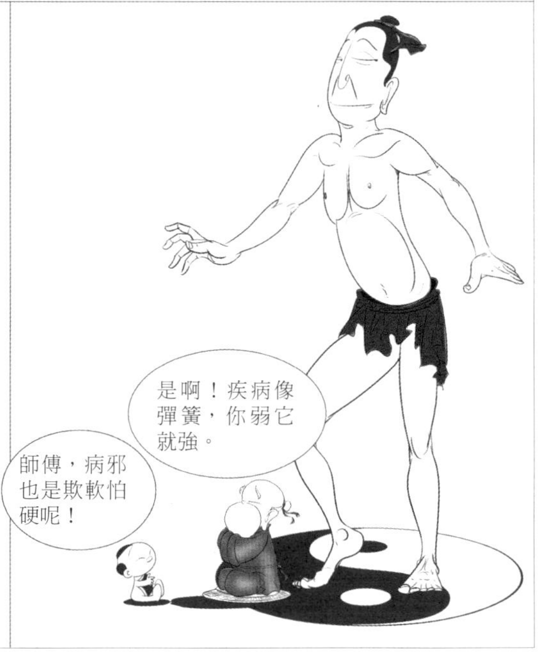
是啊！疾病像彈簧，你弱它就強。
師傅，病邪也是欺軟怕硬呢！

## 體質一說的演變

### 《金匱要略方論》有關體質的論述

《金匱要略方論》十分注重病人體質與疾病的關係，認為不同體質的人受飲食影響的程度也不同。例如，書中認為肝腎虧虛的人不宜過食酸、鹹的食物。

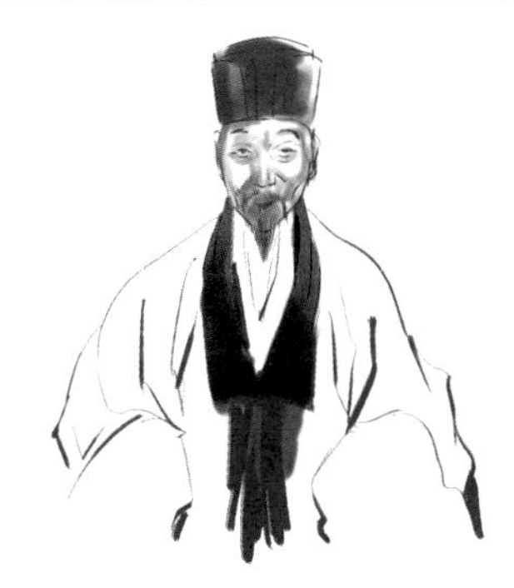

《金匱要略方論·歷節病》指出肝腎虧虛的人要注意合理食用酸、鹹類食物，認為過食酸鹹有可能傷及肝腎。

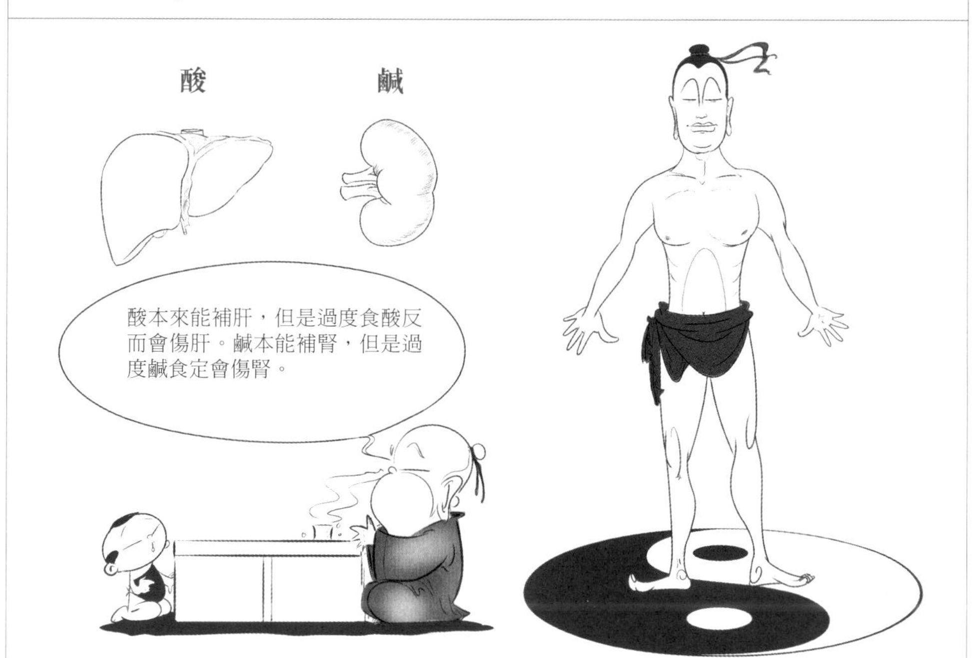
酸
鹹
酸本來能補肝，但是過度食酸反而會傷肝。鹹本能補腎，但是過度鹹食定會傷腎。

# 體質一說的演變

## 《溫病條辨》有關體質的論述

《溫病條辨》中比較詳細地論述了體質對病情的影響，並指出要根據溫病患者的不同體質來選擇治法和方藥。

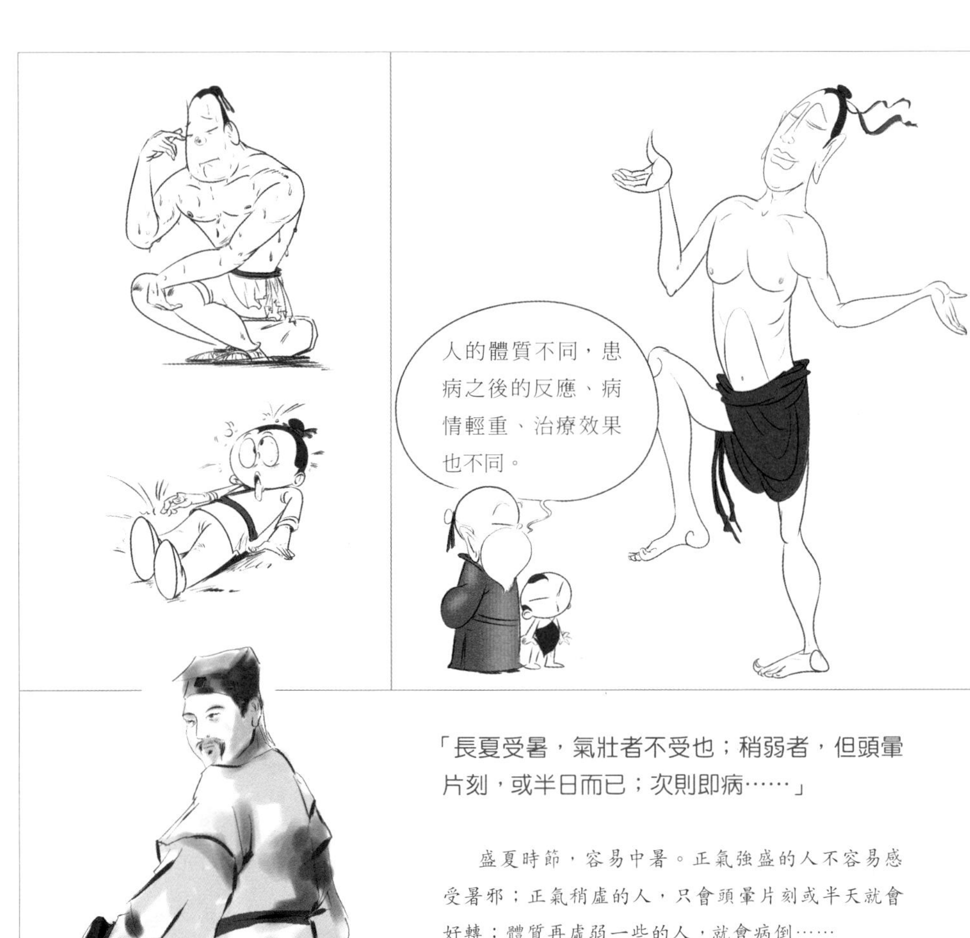
人的體質不同，患病之後的反應、病情輕重、治療效果也不同。
「長夏受暑，氣壯者不受也；稍弱者，但頭暈片刻，或半日而已；次則即病……」
盛夏時節，容易中暑。正氣強盛的人不容易感受暑邪；正氣稍虛的人，只會頭暈片刻或半天就會好轉；體質再虛弱一些的人，就會病倒……

## 中醫體質學說

20 世紀 70 年代以來，中醫對體質的研究更為深入，一些中醫學家結合現代生理、生化、免疫、遺傳等科學方法和手段，對體質進行了明確的定義，並將中國人常見的體質分為九類，倡導建立「中醫體質學說」。

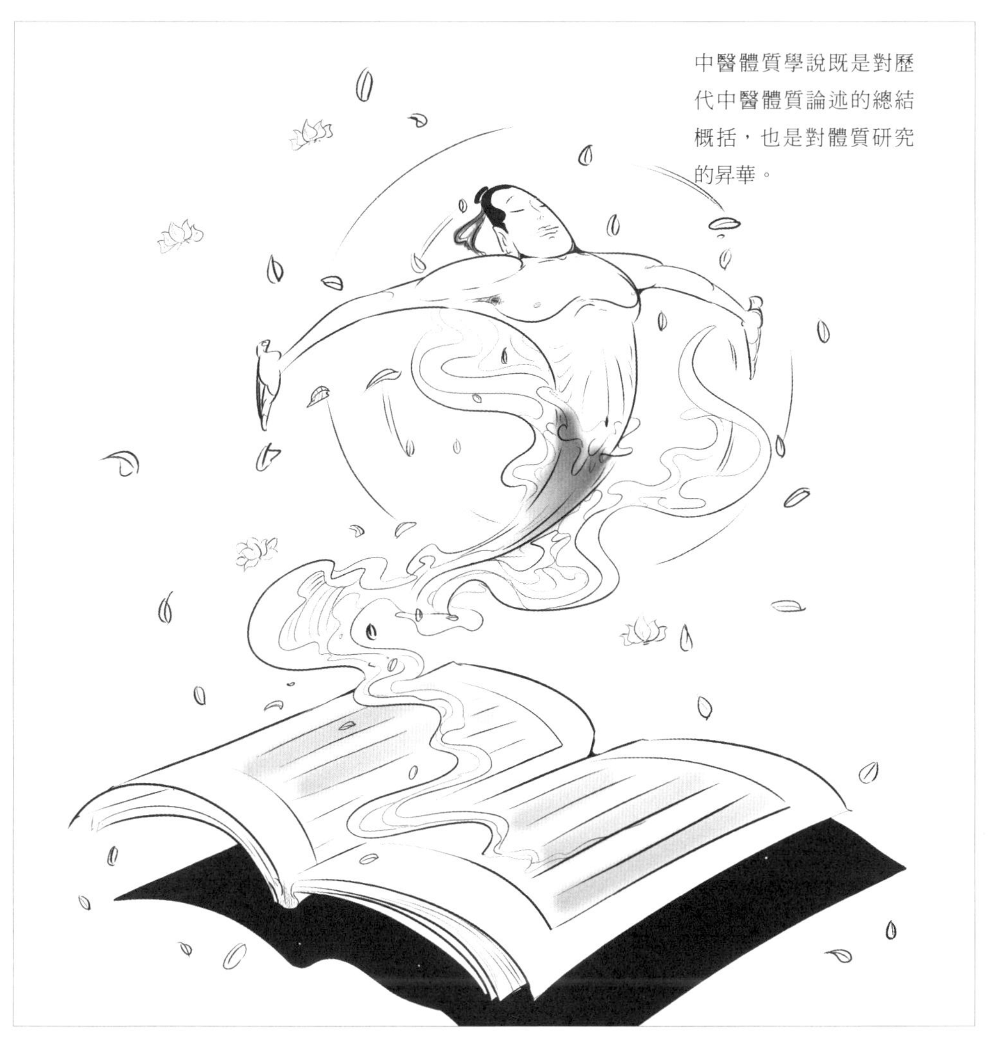

中醫體質學說既是對歷代中醫體質論述的總結概括，也是對體質研究的昇華。

# 體質的分類

依據不同的標準，中醫體質可分為許多類型。現在通行的分類法是依據形態結構、生理功能、心理特點、反應能力的不同，將常見的體質分為九類。

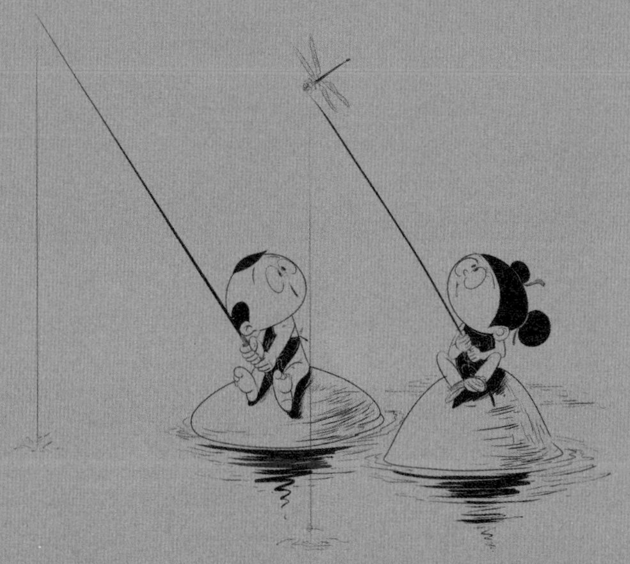

## 常見的九種體質

中醫學家確立的體質理論體系，將常見的中醫體質分為九大類，即平和體質、氣虛體質、陽虛體質、陰虛體質、痰濕體質、氣鬱體質、瘀血體質、濕熱體質和特稟體質。

凡五人者，其態不同，

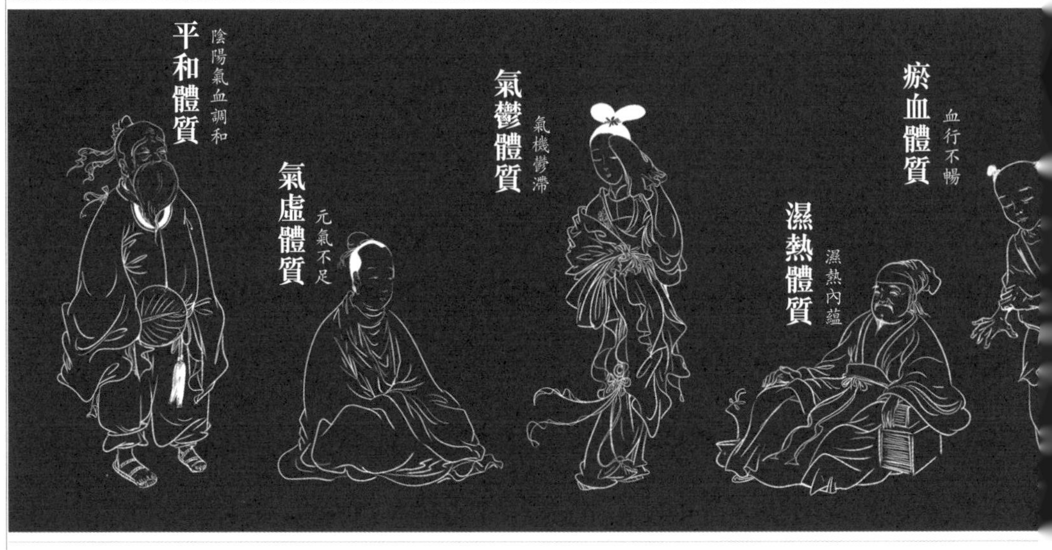
平和體質
陰陽氣血調和
氣虛體質
元氣不足
氣鬱體質
氣機鬱滯
瘀血體質
血行不暢
濕熱體質
濕熱內蘊

體質是一種客觀存在的生命現象，複雜而多樣。將體質劃分為具體的種類，是為了明辨體質間的差異，使養生、疾病防治更有章可循。就個人的體質而言，一生中不大可能只保持某單一的體質。小兒臟氣清靈，體質相對簡單，然而隨著年齡和生活環境的變化，體質的兼雜、混合會逐漸增多（如陰虛兼濕熱等情況），中老年人幾乎沒有單純體質了，不過每個人的體質總會以一種為主，貫穿生命。

# 其筋骨氣血各不等

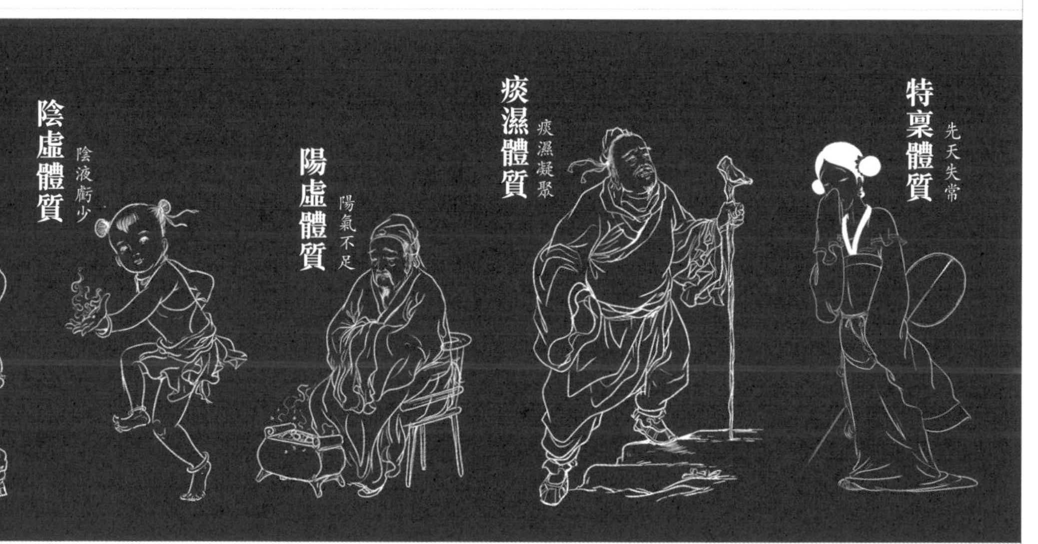
陰虛體質
陰液虧少
陽虛體質
陽氣不足
痰濕體質
痰濕凝聚
特稟體質
先天失常

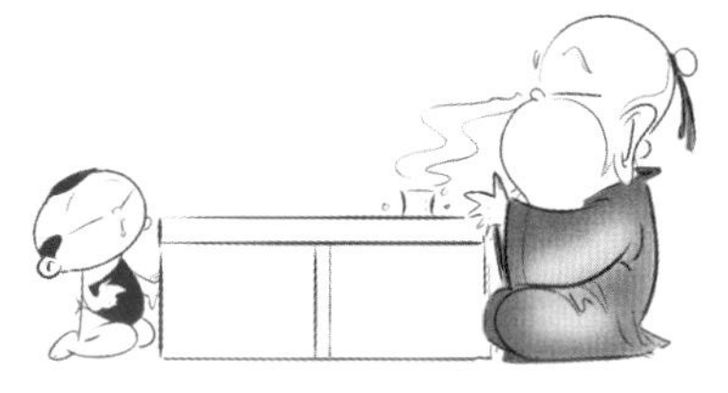

## 平和體質

平和體質，是以體態適中、面色紅潤、精力充沛、臟腑功能強健壯實為主要特徵的一種體質狀態，又稱為「平和質」。

# 平和

總體特徵：陰陽氣血調和。體態適中，面色紅潤，精力充沛。

平和體質的人中男性多於女性；年齡越大，平和體質的人越少。

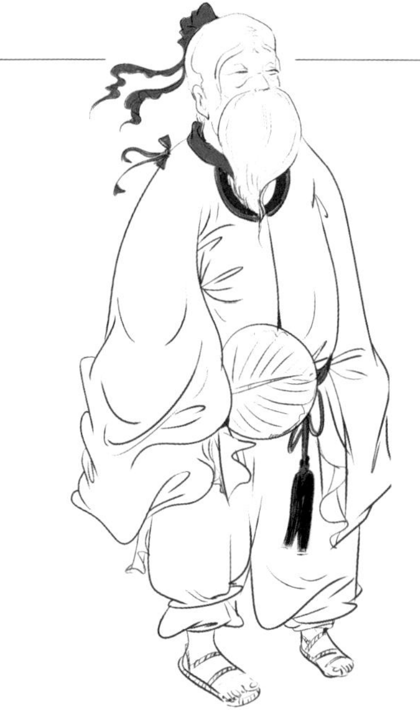

形體特徵：體形勻稱健壯。

常見表現：面色、膚色潤澤，頭髮稠密有光澤；目光有神，鼻色明潤，嗅覺通利，唇色紅潤；不易疲勞，精力充沛，耐受寒熱，睡眠良好；胃口好，大、小便正常；舌色淡紅，舌苔薄白，脈和緩有力。

心理特徵：性格隨和開朗。

發病傾向：平時患病較少。

對外界環境適應能力：適應能力較強。

## 氣虛體質

氣虛體質，以一身之氣不足、氣息低弱、臟腑功能狀態低下為主要特徵的體質狀態。

# 氣虛

總體特徵：元氣不足。疲乏、氣短、自汗等氣虛表現明顯。

氣虛體質的人多分佈在西部、東北部地區。沒有工作的人、學生和長期從事腦力勞動的人容易氣虛。

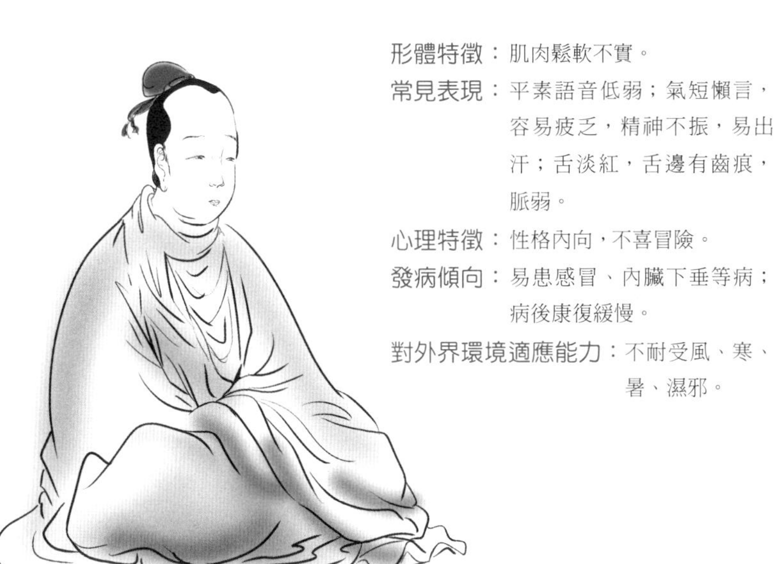

形體特徵：肌肉鬆軟不實。

常見表現：平素語音低弱；氣短懶言，容易疲乏，精神不振，易出汗；舌淡紅，舌邊有齒痕，脈弱。

心理特徵：性格內向，不喜冒險。

發病傾向：易患感冒、內臟下垂等病；病後康復緩慢。

對外界環境適應能力：不耐受風、寒、暑、濕邪。

## 陽虛體質

陽虛體質，因陽氣不足、失於溫煦而引起，以身體或四肢怕冷等陽虛現象為主要特徵的一種體質狀態。

# 陽虛

總體特徵：陽氣不足。以怕冷、手足不溫等虛寒表現為主要特徵。

陽虛體質的主要分佈於東北地區，女性多於男性。長期偏食寒涼的食物如黃瓜、藕、梨、西瓜等，尤其是冷飲，也會形成陽虛體質。

形體特徵：肌肉鬆軟不實。

常見表現：平素畏冷，手足不溫，喜進熱食；精神不振；舌淡胖嫩，脈沉遲。

心理特徵：性格多沉靜、內向。

發病傾向：易患痰飲*、腫脹、泄瀉等病；易有著涼的表現。

對外界環境適應能力：耐夏不耐冬；易感風、寒、濕邪。

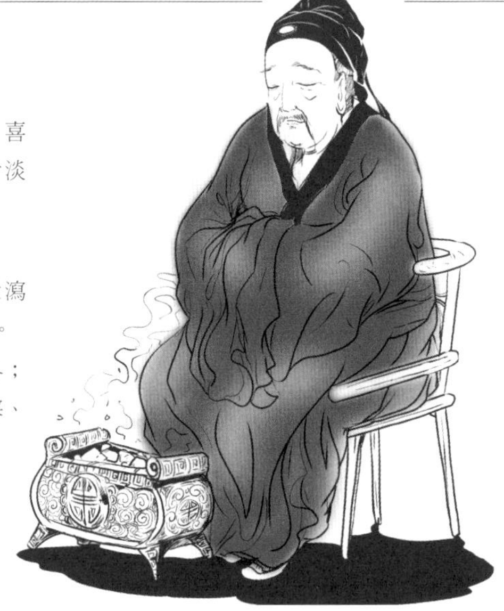



＊痰飲：中醫的痰飲並不僅僅指喉嚨裡咳出的有形痰液，而是泛指體內所有因代謝異常而產生的水液。

## 陰虛體質

陰虛體質，是由於體內津液、精、血等陰液虧少而引起，以陰虛內熱等表現為主要特徵的體質狀態。

# 陰虛

總體特徵：陰液虧少。口燥咽乾、手足心熱。

陰虛體質的人主要分佈於西部地區。多見於學生和年輕人，這與他們喜歡吃燒烤煎炸類食物或嗜好煙酒的生活習慣有關。

形體特徵：體形偏瘦。

常見表現：手足心熱，口燥咽乾，鼻微乾；喜冷飲；大便乾燥；舌紅少津，脈細數。

心理特徵：性情急躁，外向好動，活潑。

發病傾向：易患虛勞、失精、失眠等病；感受病邪易有熱證的表現。

對外界環境適應能力：耐冬不耐夏；不耐受暑、熱、燥邪。

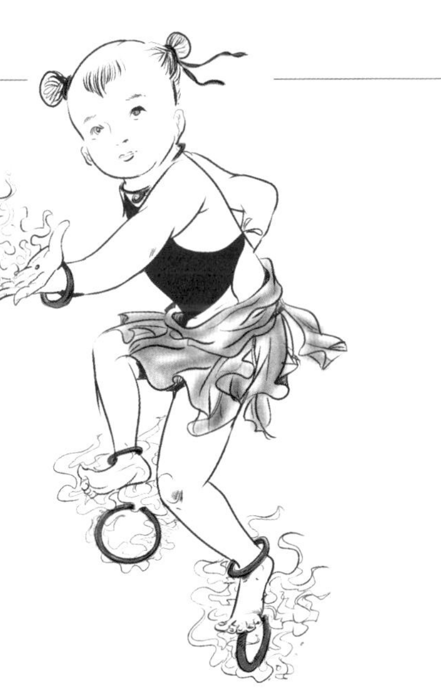

## 痰濕體質

痰濕體質，是一種由於水液內停而使痰濕凝聚所引起的，以黏滯重濁為主要特徵的體質狀態。

# 痰濕

總體特徵：痰濕凝聚。形體肥胖、腹部肥滿、口黏苔膩。

痰濕體質的人體態較胖，性格溫和，大多生活安逸，以中年人、男性人群居多。平時偏愛甜食、肉食，喜歡睡覺，不喜歡運動。

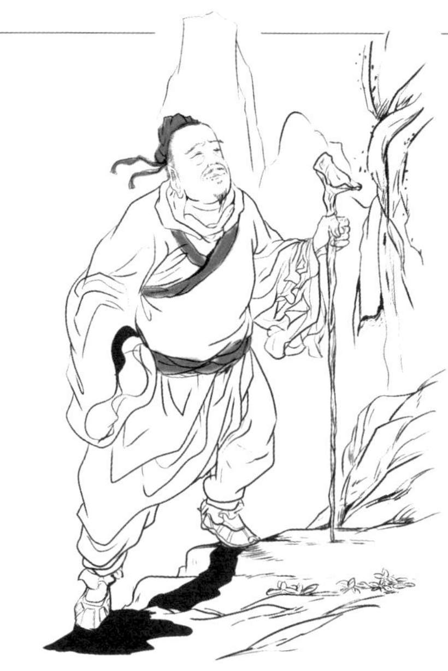

形體特徵：體形肥胖，腹部肥滿鬆軟。

常見表現：面部皮膚油脂較多，多汗且黏；胸悶，痰多，口黏膩或甜；喜食肥甘甜黏；苔膩，脈滑。

心理特徵：性格偏溫和、穩重，多善於忍耐。

發病傾向：易患消渴（糖尿病）、卒中（中風）、胸痹（冠心病）等病。

對外界環境適應能力：對濕熱環境適應能力差。

## 瘀血體質

瘀血體質，是因體內有血液運行不暢的潛在傾向或瘀血內阻而引起，以血瘀為主要特徵的體質狀態。

# 瘀血

**總體特徵：**血行不暢。膚色晦黯、舌質紫黯。

瘀血體質的人以南方人、腦力勞動者居多，女性多於男性。

**形體特徵：**胖瘦均見。

**常見表現：**膚色晦黯，色素沉著，容易出現瘀斑；口唇色黯，舌黯或有瘀點，舌下絡脈紫黯或增粗；脈澀。

**心理特徵：**易煩，健忘。

**發病傾向：**易患癥瘕（腫瘤）及痛證、血癥等。

**對外界環境適應能力：**不耐受寒邪。

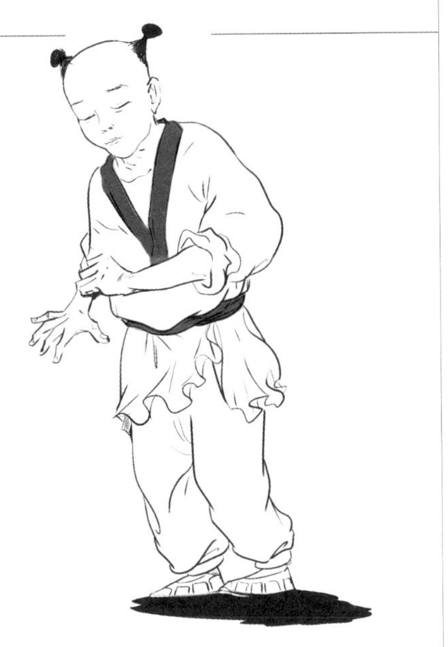

## 氣鬱體質

氣鬱體質，因長期情志不暢、氣機鬱滯而形成，以性格內向不穩定、憂鬱脆弱、敏感多疑為主要表現的體質狀態。

# 氣鬱

總體特徵：氣機鬱滯。神情憂鬱、脆弱。

氣鬱體質的原因主要在於生活節奏加快，壓力加大，人與際交流漸少等。

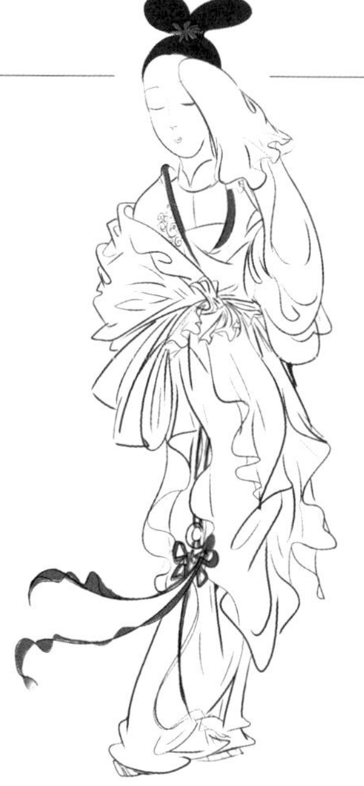

形體特徵：形體瘦者為多。

常見表現：神情抑鬱，情感脆弱，煩悶不樂；舌淡紅，苔薄白，脈弦。

心理特徵：性格內向且不穩定，敏感多慮。

發病傾向：易患臟躁（癔症）、梅核氣*、百合病*及鬱證等。

對外界環境適應能力：對精神刺激適應能力較差；不適應陰雨天氣。



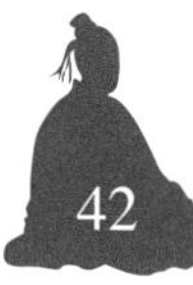



＊梅核氣：指以咽喉有異常感覺但不影響進食為特徵的疾病。像梅子的核堵塞在咽喉一樣，咳不出又嚥不下，時而發作，時而停止。

＊百合病：是以神志恍惚、精神不定為主要症狀的情志病。中醫治療此病多以百合為主藥，因此得名百合病。

## 濕熱體質

濕熱體質，是以濕熱內蘊為主要特徵的體質狀態。

# 濕熱

總體特徵：濕熱內蘊。面垢油光、口苦、苔黃膩。

學生、商業服務行業人員多見濕熱體質。

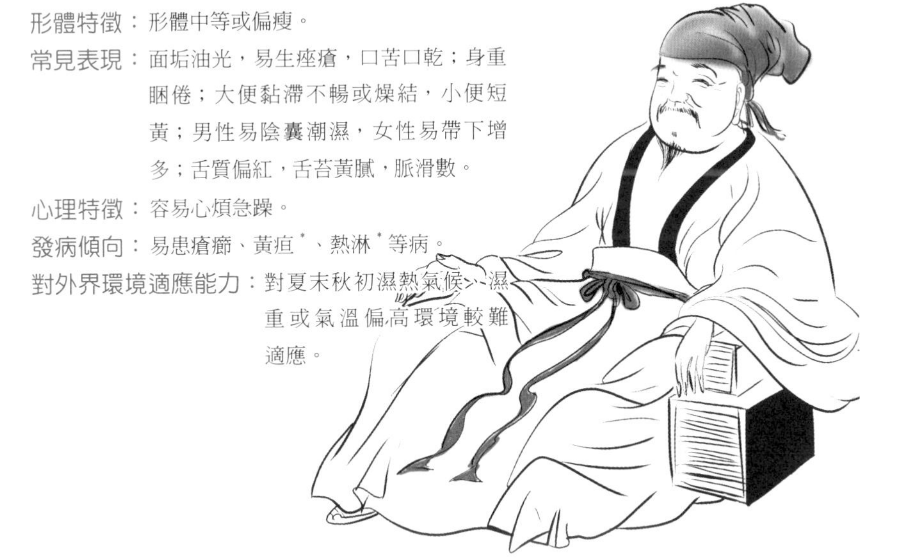

形體特徵：形體中等或偏瘦。

常見表現：面垢油光，易生痤瘡，口苦口乾；身重睏倦；大便黏滯不暢或燥結，小便短黃；男性易陰囊潮濕，女性易帶下增多；舌質偏紅，舌苔黃膩，脈滑數。

心理特徵：容易心煩急躁。

發病傾向：易患瘡癤、黃疸*、熱淋*等病。

對外界環境適應能力：對夏末秋初濕熱氣候、濕重或氣溫偏高環境較難適應。

*黃疸：以白睛、皮膚黏膜、小便發黃為特徵的一組症狀。多因外感濕熱、疫毒、內傷酒食或脾虛濕困、血瘀氣滯等所導致。

*熱淋：因染受濕熱之邪，使膀胱氣化不利，以新起尿頻、尿痛、尿急、尿血為主要表現的淋病類疾病。

## 特稟體質

特稟體質，是由於先天稟賦不足和稟賦遺傳等因素造成的一種特殊體質。特稟體質包括先天性、遺傳性的生理缺陷與疾病過敏反應等。

# 特稟

總體特徵：先天失常。以生理缺陷、過敏反應等為主要特徵。

特稟體質的人多對花粉、塵蟎過敏，對某些食物如海鮮過敏等，大多有遺傳傾向。

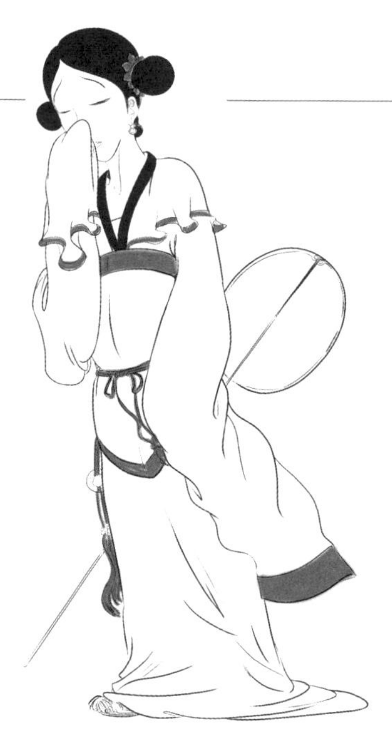

形體特徵：一般無特殊體形；先天稟賦異常的人或有畸形、生理缺陷。

常見表現：哮喘、風團（蕁麻疹）、咽癢、鼻塞、噴嚏等；患遺傳性疾病者有先天性、家族性特徵；患胎傳性疾病者，母體易影響胎兒個體生長發育，易患相關疾病。

心理特徵：隨稟質不同而情況各異。

發病傾向：過敏體質者易患哮喘、蕁麻疹、花粉過敏及藥物過敏等；遺傳性疾病如血友病等。



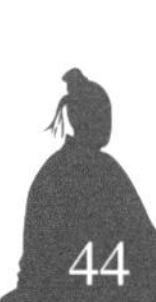

# 體質與健康

體質與健康的關係密切，健康出現了問題，通常是體質發生了偏頗。體質平和是健康之源，體質偏頗為百病之因。觀察、把握人的體質，有助於分析疾病，制定治則，指導養生、保健。

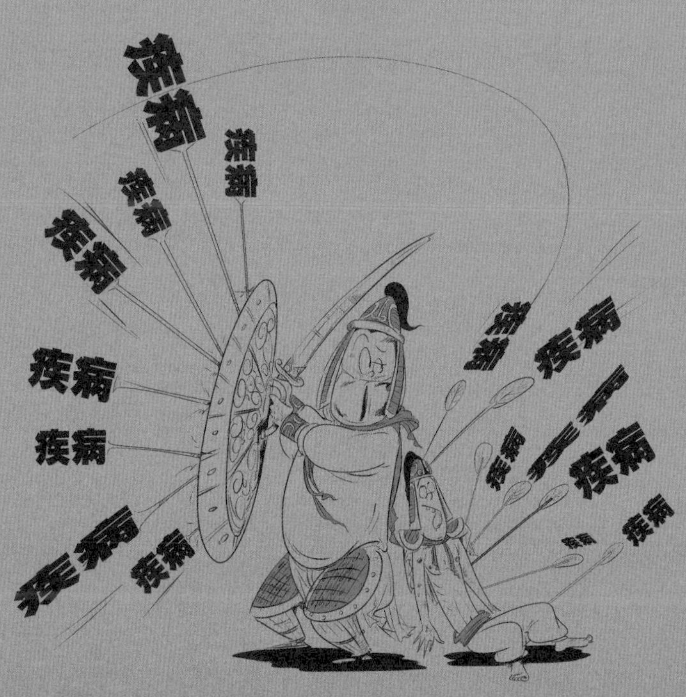
疾病
疾病
疾病
疾病
疾病
疾病
疾病
疾病
疾病
疾病
疾病
疾病

## 體質與發病

人的體質不同，對外界致病因素的反應也多有不同。疾病來襲，有的人可能不會生病，有的人卻很容易患病；同是患病，體質的差異會使個人的病情表現有所區別。而且，體質的特性會導致人對某些疾病具有易感性。

# 易感疾病

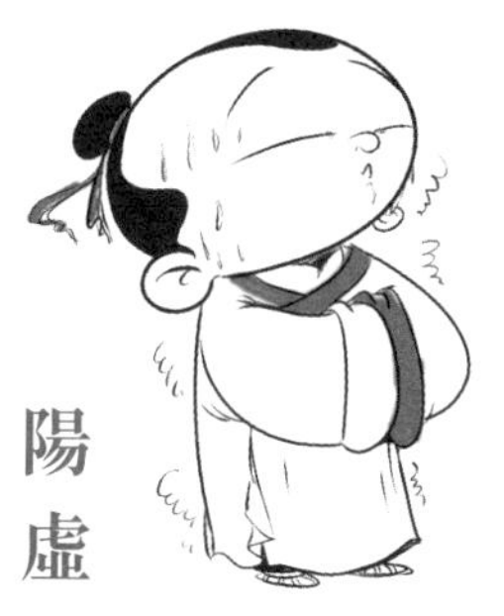
陽虛

陽虛的人易染寒證

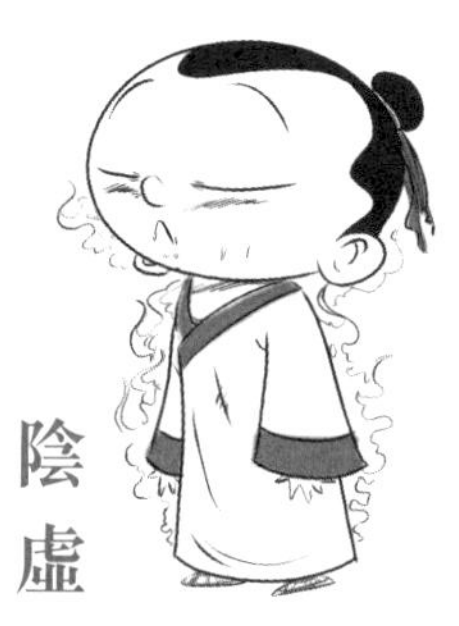
陰虛

陰虛的人易染熱證

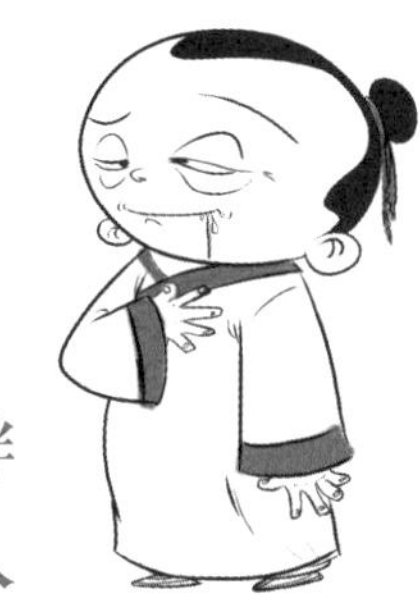
胖人

胖人多屬痰濕體質，容易患卒中（中風）

### 疾病轉歸

同是感受濕邪，陽熱體質的人，會濕從陽而化熱，發展成為「濕熱」；陰寒體質的人，會從陰化寒，成為「寒濕」。

瘦人

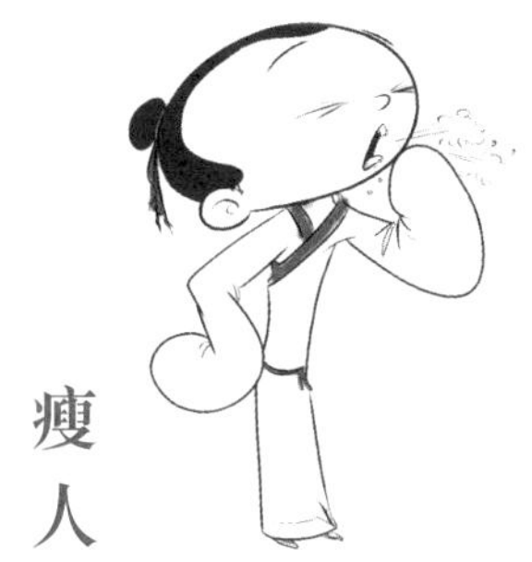

瘦人火旺易患癆嗽

老人

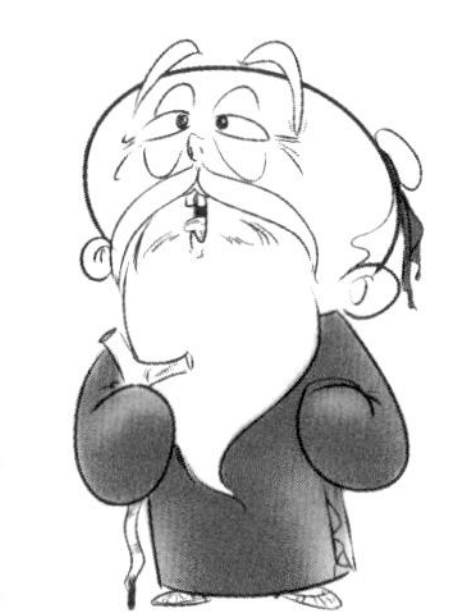

老人腎氣虛衰，易患痰飲咳喘。

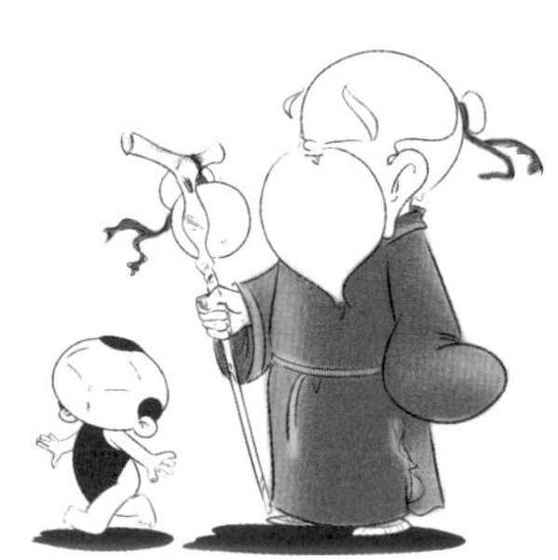

## 體質是辨證的基礎之一

辨證是指分析、辨識疾病的證候。體質是辨證的基礎之一，對確定證候類型有一定參照作用。例如，同一種致病因素或同種疾病，由於患者的體質各異，所患的證候類型也有陰陽、表裡、寒熱、虛實的不同。

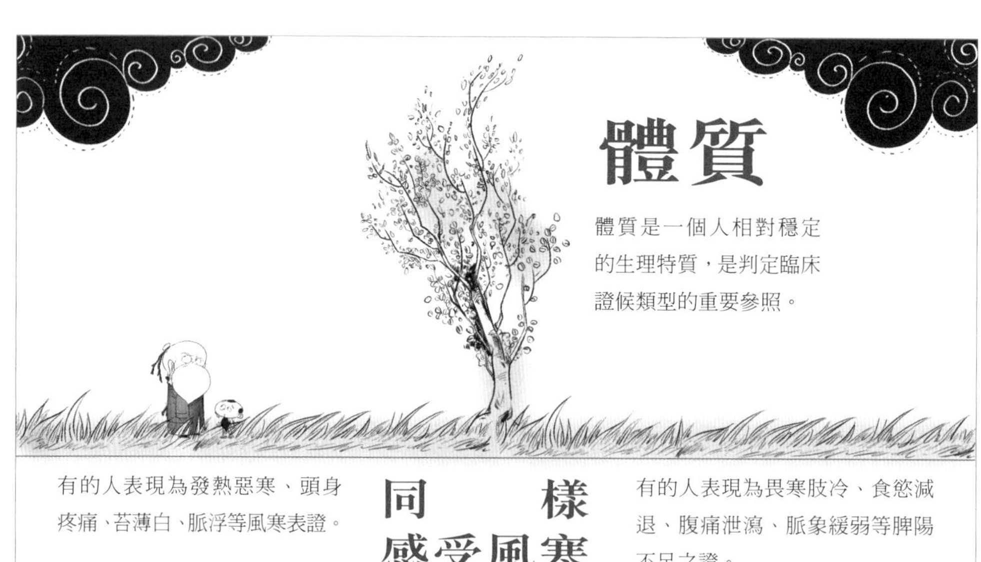
體質
體質是一個人相對穩定的生理特質，是判定臨床證候類型的重要參照。
有的人表現為發熱惡寒、頭身疼痛、苔薄白、脈浮等風寒表證。
同樣感受風寒
有的人表現為畏寒肢冷、食慾減退、腹痛泄瀉、脈象緩弱等脾陽不足之證。

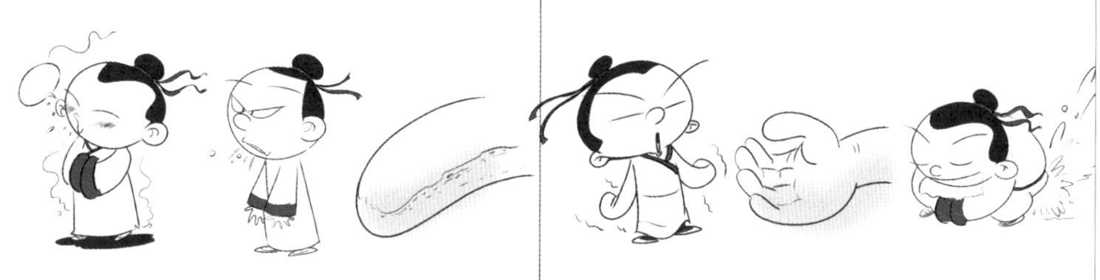

| | |
|---|---|
| **體質強壯** 體內正氣能夠將外邪抵禦在肌膚表面，所表現出的多為發熱頭痛的風寒表證。 | **體質虛衰** 外邪侵襲時，正氣不能戰勝外邪，導致寒邪直中體內，表現出脾陽不足的證候。 |

# 體質與辨證

## 辨體質的益處

體質是形成病證的生理基礎。遇到同樣的致病因素，體質不同可能會引發不同的病證。分辨體質有利於辨別、確定病證，有利於更有效地預防或治療疾病。

### 辨體質與辨證的益處

體質是人比較穩定的生理特性，遇到一些寒熱虛實難以辨別的病證時，考慮體質的差異是非常必要的。

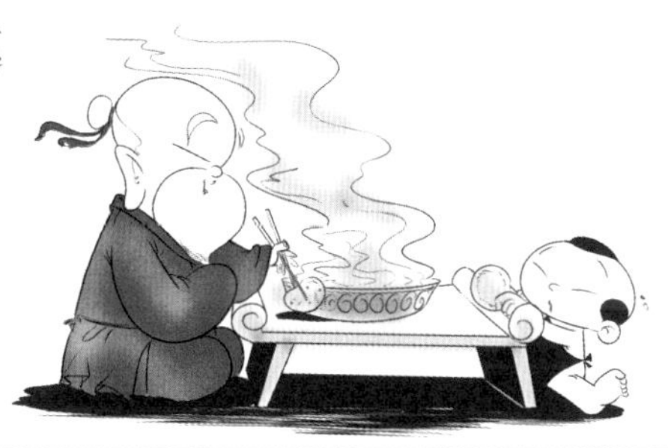

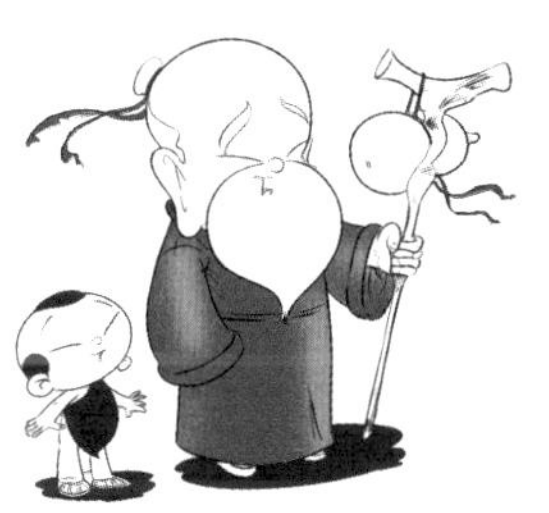

不同體質的人，容易患的疾病和疾病變化的傾向也不同。

在辨別臨床症狀不十分典型的病證時，患者的體質狀況是一個極有意義的辨證依據。

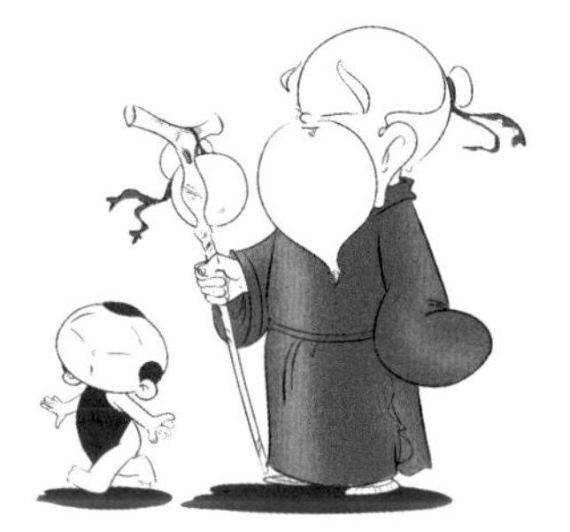

# 體質的測定

兵法有云：「知己知彼，百戰不殆。」了解自身體質的特點，才能有的放矢地調養身體，治療疾病。

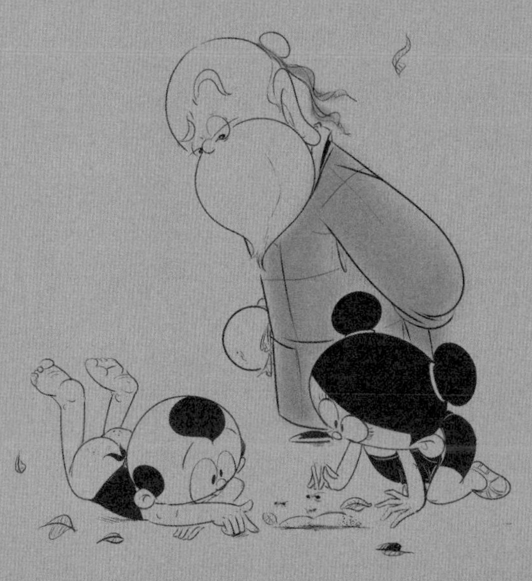

## 測定體質類型的意義

盲目調補，不如不補。知道自己的體質類型，可以合理進行保健調養，達到「治未病」的目的，從而改善體質，更好地養生，而且了解體質的差異，更有助於根據體質確定治療疾病的方法。

不同的體質所採取的養生、保健方法也不相同

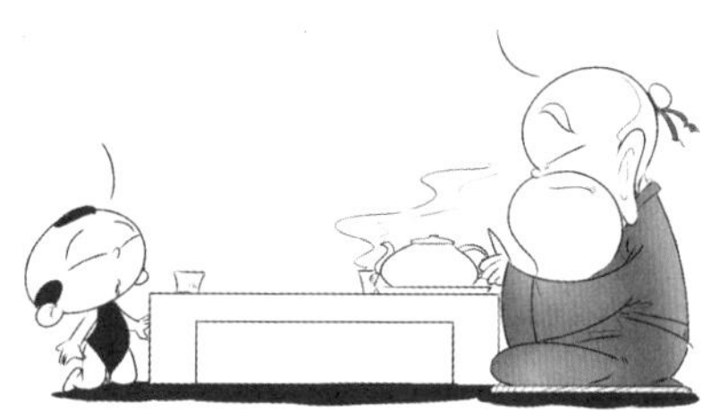

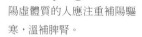

| 陰虛體質 | 陽虛體質 | 氣虛體質 |
|---|---|---|
| 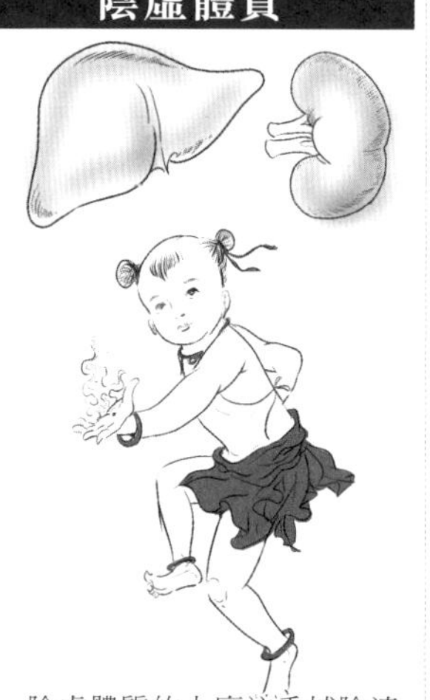 | 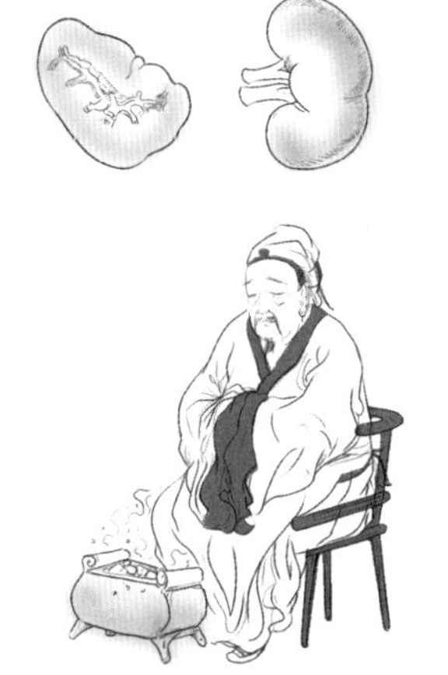 | 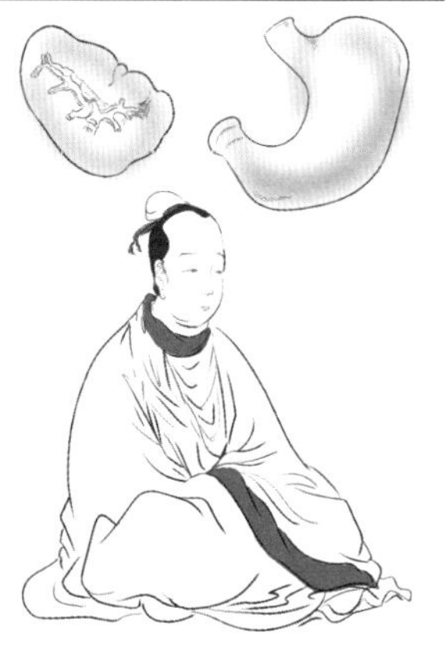 |
| 陰虛體質的人應注重補陰清熱，滋養肝腎。 | 陽虛體質的人應注重補陽驅寒，溫補脾腎。 | 氣虛體質的人應注重補氣，養氣，溫補脾、胃、肺、腎。 |

## 中醫測定體質的方法

中醫通過望、聞、問、切四診法來判斷體質。

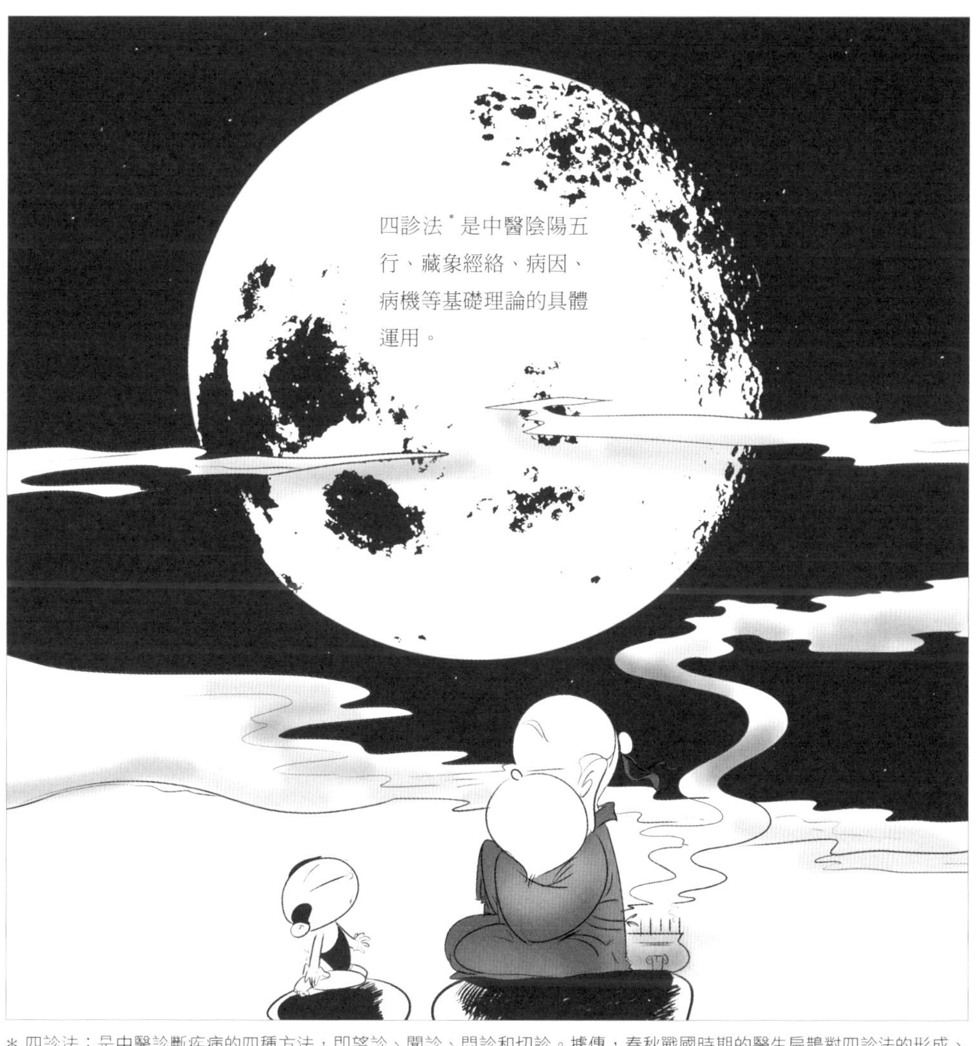
四診法*是中醫陰陽五行、藏象經絡、病因、病機等基礎理論的具體運用。

＊四診法：是中醫診斷疾病的四種方法，即望診、聞診、問診和切診。據傳，春秋戰國時期的醫生扁鵲對四診法的形成、確立作出了巨大貢獻。

## 中醫測定體質的方法

### 望

望，用肉眼觀察病人的神、色、形、態及各種排泄物（如痰、糞、膿、血、尿、月經和帶下等）來推斷疾病的方法。

「望」包括望形體，望神色，望面色，望舌象。

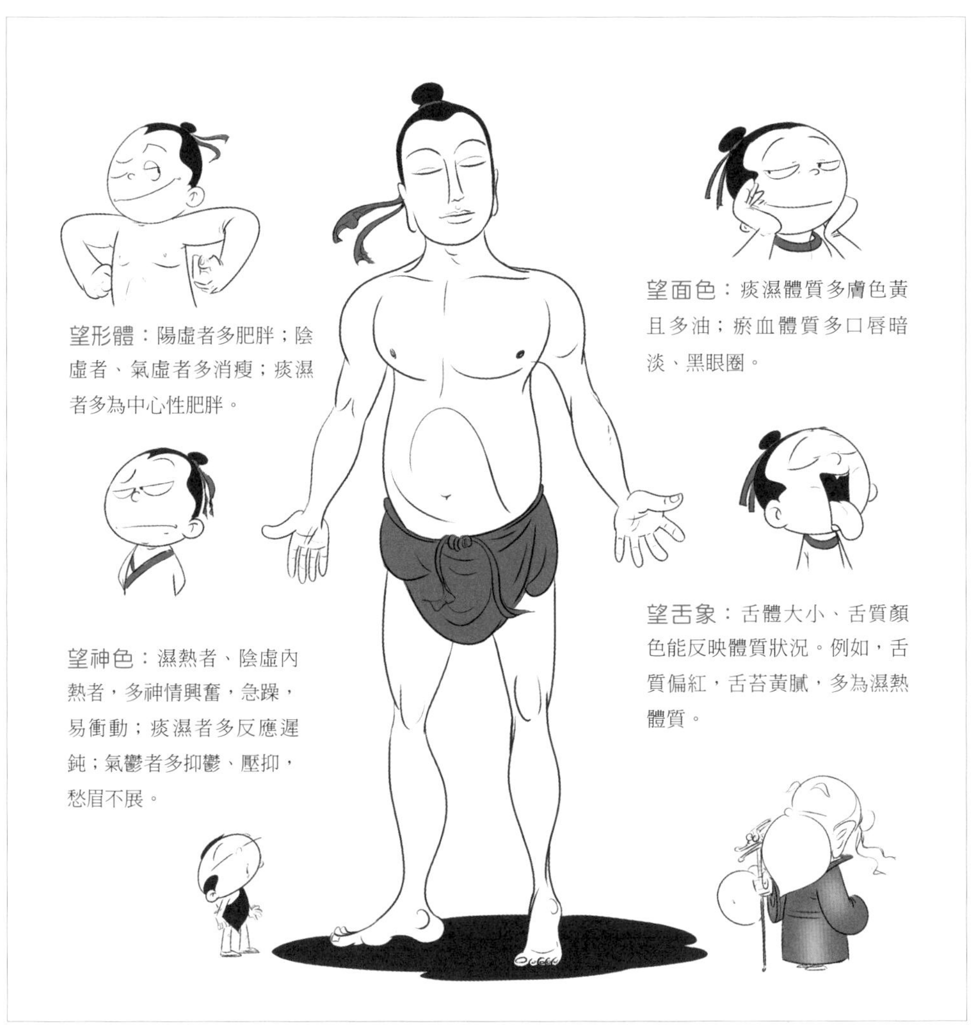
望形體：陽虛者多肥胖；陰虛者、氣虛者多消瘦；痰濕者多為中心性肥胖。
望面色：痰濕體質多膚色黃且多油；瘀血體質多口唇暗淡、黑眼圈。
望神色：濕熱者、陰虛內熱者，多神情興奮，急躁，易衝動；痰濕者多反應遲鈍；氣鬱者多抑鬱、壓抑，愁眉不展。
望舌象：舌體大小、舌質顏色能反映體質狀況。例如，舌質偏紅，舌苔黃膩，多為濕熱體質。

# 中醫測定體質的方法

## 聞

聞，藉助聽覺和嗅覺，了解病人說話的聲音和呼吸、咳嗽等所散發出來的氣味，以此作為判斷病證的參考。

「聞」包括聽聲音、嗅氣味。

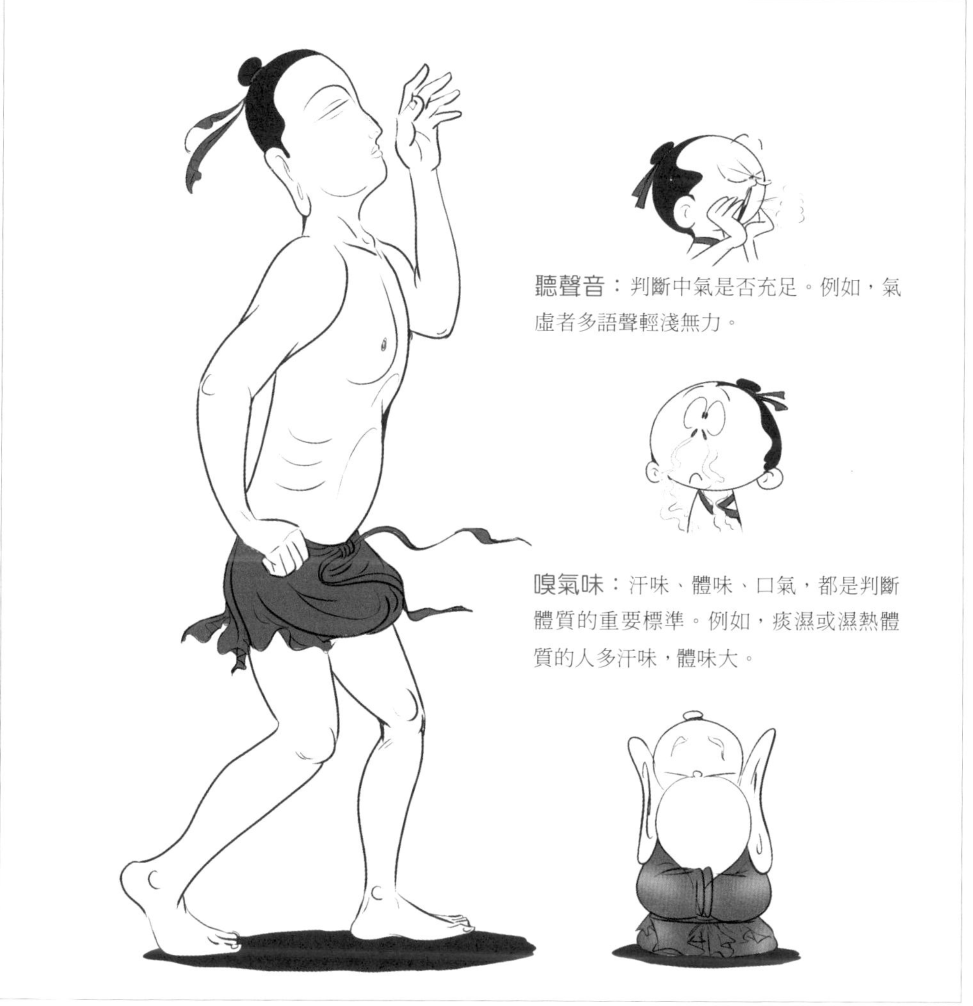
**聽聲音**：判斷中氣是否充足。例如，氣虛者多語聲輕淺無力。
**嗅氣味**：汗味、體味、口氣，都是判斷體質的重要標準。例如，痰濕或濕熱體質的人多汗味，體味大。

# 中醫測定體質的方法

## 問

問，通過與病人或知情人交談，了解病人的主要症狀、疾病的發生及演變過程、治療經歷等情況，以此作為診斷的依據。

「問」包括問家族病史，問情志，問大小便，問寒熱，問出汗，問經帶。

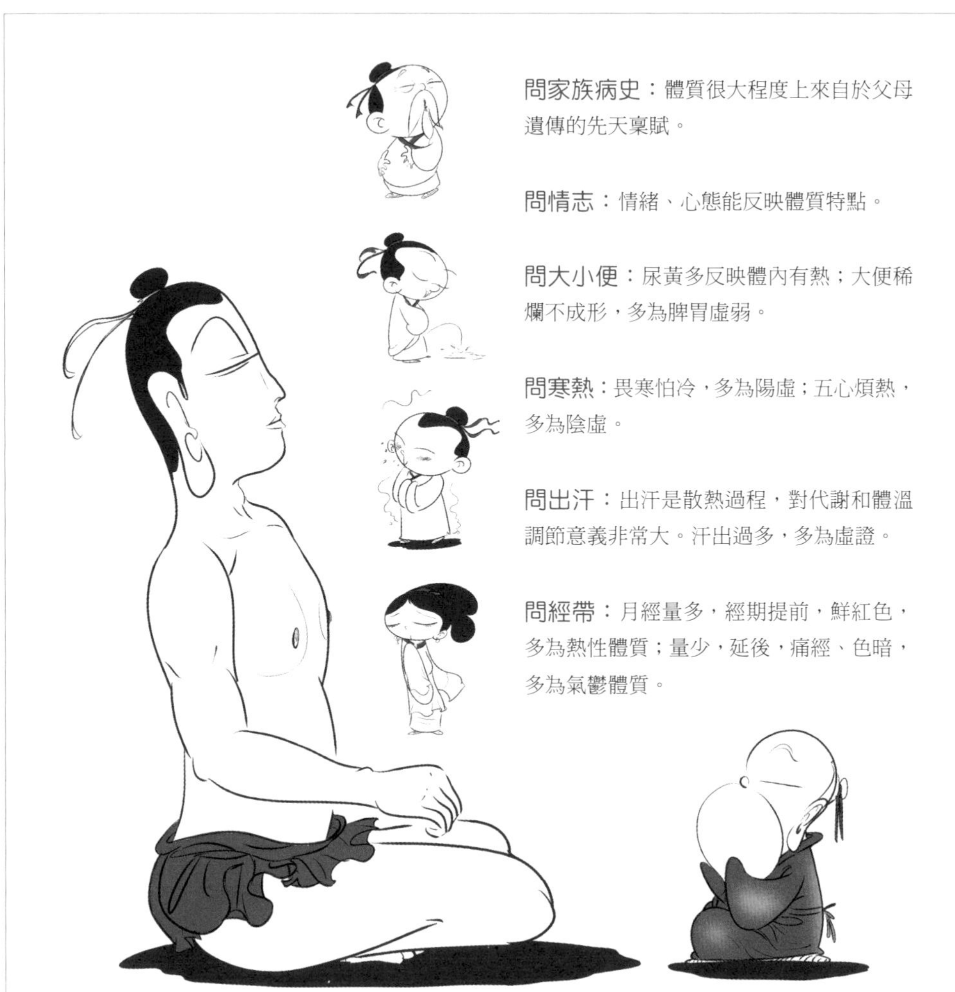

問家族病史：體質很大程度上來自於父母遺傳的先天稟賦。
問情志：情緒、心態能反映體質特點。
問大小便：尿黃多反映體內有熱；大便稀爛不成形，多為脾胃虛弱。
問寒熱：畏寒怕冷，多為陽虛；五心煩熱，多為陰虛。
問出汗：出汗是散熱過程，對代謝和體溫調節意義非常大。汗出過多，多為虛證。
問經帶：月經量多，經期提前，鮮紅色，多為熱性體質；量少，延後，痛經、色暗，多為氣鬱體質。

# 中醫測定體質的方法

## 切

切，主要指切脈，也包括對病人體表某些部位的觸診。中醫切脈多是用手指切按病人腕部的寸口（橈動脈處），根據病人體表淺動脈搏動顯現的部位、頻率、強度、節律等因素組成的綜合徵象，來了解病證的內在變化。

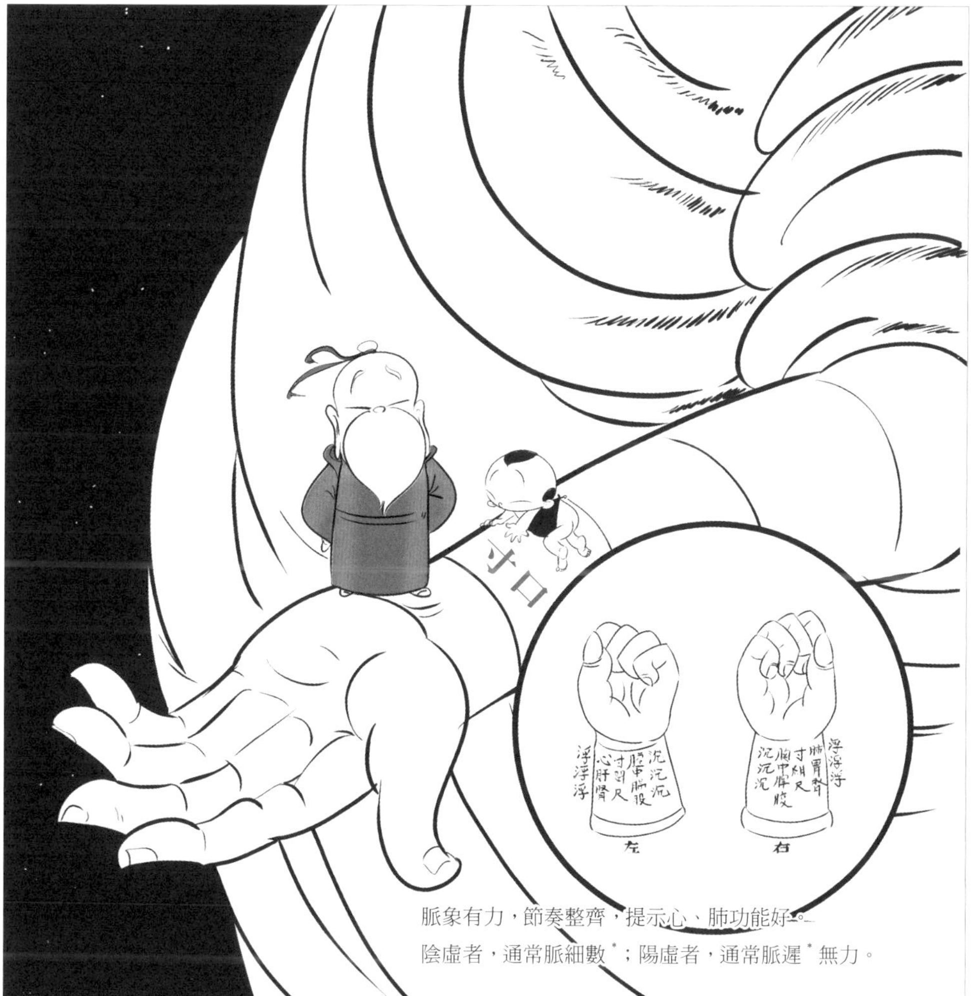

脈象有力，節奏整齊，提示心、肺功能好。

陰虛者，通常脈細數*；陽虛者，通常脈遲*無力。

＊脈細數：數，音 shuò。人的正常脈搏快慢有序，粗細適度，沉穩且有規則，如果脈象失常，就是生病的表現，稱為病脈。脈細數，是病脈的一類，指病人的脈搏變窄、變細而且速率加快。

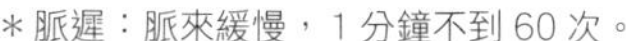

＊脈遲：脈來緩慢，1 分鐘不到 60 次。

# 體質自測

## 自測方法

根據中華中醫藥學會制定的《中醫體質分類與判定自測表及體質調養方法（標準版）》所介紹的方法，我們可以大致測定自己的體質＊。

**自測的方法：**

1．以下是代表九種體質的九份表格，每份表格列有若干條問題項，每項問題有5個等級的評分。根據每項問題，選擇符合自身情況的相應分值，最後相加得到每種類型的總分。例如，陰虛體質的各項問題得分分別為2、3、5、4、1，那麼陰虛體質這一型的得分即為15分。

2．按照各型得分，計算原始分及轉化分，依標準判定體質的類型。

**原始分＝各個條目得分之和。**

**轉化分＝（原始分－條目數）/（條目數×4）×100**

例如：陰虛體質的各個條目得分之和為15，則其轉化分約為28.6分。

即：（15-7）/（7×4）×100

=8/28×100

=0.2857×100

=28.6

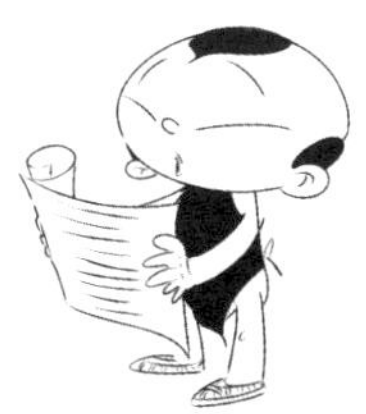

＊體質：在九種常見體質當中，平和體質為正常體質，其他八種體質都屬於偏頗體質。

## 體質自測

# 陽虛體質

請根據一年來的體驗和感覺，回答以下問題。

| | 沒有<br>基本不 | 很少<br>有一點 | 有時<br>有些 | 常常<br>相當 | 總是<br>十分 |
|---|---|---|---|---|---|
| 手腳是否總是發涼 | 1 | 2 | 3 | 4 | 5 |
| 胃脘*部、背部或腰膝部是否怕冷 | 1 | 2 | 3 | 4 | 5 |
| 怕冷，衣服比別人穿得多 | 1 | 2 | 3 | 4 | 5 |
| 比一般人受不了寒冷，即使是夏天的冷氣、電扇也受不了 | 1 | 2 | 3 | 4 | 5 |
| 比別人更容易患感冒 | 1 | 2 | 3 | 4 | 5 |
| 一吃涼的食物就感到不舒服，或者怕吃涼的東西 | 1 | 2 | 3 | 4 | 5 |
| 受涼或吃(喝)涼的食物後，容易腹瀉 | 1 | 2 | 3 | 4 | 5 |

總分：

* 胃脘：泛指胃腔。

# 體質自測

## 陰虛體質

請根據一年來的體驗和感覺，回答以下問題。

| | | 沒有<br>基本不 | 很少<br>有一點 | 有時<br>有些 | 常常<br>相當 | 總是<br>十分 |
|---|---|---|---|---|---|---|
| | 手心、腳心是否發熱 | 1 | 2 | 3 | 4 | 5 |
| | 身體、臉上是否發熱 | 1 | 2 | 3 | 4 | 5 |
| | 皮膚或口唇是否乾燥 | 1 | 2 | 3 | 4 | 5 |
| | 口唇的顏色是否比一般人紅 | 1 | 2 | 3 | 4 | 5 |
| | 是否容易便秘或大便乾燥 | 1 | 2 | 3 | 4 | 5 |
| | 是否感到眼睛乾澀 | 1 | 2 | 3 | 4 | 5 |
| | 活動量稍大是否就容易出虛汗 | 1 | 2 | 3 | 4 | 5 |

總分：

## 體質自測

# 氣虛體質

請根據一年來的體驗和感覺，回答以下問題。

| | 沒有<br>基本不 | 很少<br>有一點 | 有時<br>有些 | 常常<br>相當 | 總是<br>十分 |
|---|---|---|---|---|---|
| 是否容易疲乏 | 1 | 2 | 3 | 4 | 5 |
| 是否容易氣短（呼吸短促，接不上氣） | 1 | 2 | 3 | 4 | 5 |
| 是否容易心慌 | 1 | 2 | 3 | 4 | 5 |
| 是否容易頭暈或站起時眩暈 | 1 | 2 | 3 | 4 | 5 |
| 是否比別人容易患感冒 | 1 | 2 | 3 | 4 | 5 |
| 是否喜歡安靜，懶得說話 | 1 | 2 | 3 | 4 | 5 |
| 說話聲音是否無力 | 1 | 2 | 3 | 4 | 5 |
| 一活動是否就容易出虛汗 | 1 | 2 | 3 | 4 | 5 |

總分：

## 體質自測

### 痰濕體質

請根據一年來的體驗和感覺，回答以下問題。

| | | 沒有<br>基本不 | 很少<br>有一點 | 有時<br>有些 | 常常<br>相當 | 總是<br>十分 |
|---|---|---|---|---|---|---|
| | 是否感到胸悶或腹部脹滿 | 1 | 2 | 3 | 4 | 5 |
| | 是否感到身體不輕鬆或不爽快 | 1 | 2 | 3 | 4 | 5 |
| | 是否腹部肥滿鬆軟 | 1 | 2 | 3 | 4 | 5 |
| | 是否額部油脂分泌多 | 1 | 2 | 3 | 4 | 5 |
| | 是否眼瞼比別人的腫（有輕微隆起的現象） | 1 | 2 | 3 | 4 | 5 |
| | 是否嘴裡有黏黏的感覺 | 1 | 2 | 3 | 4 | 5 |
| | 是否平時痰多，特別是咽喉部總感到有痰堵著 | 1 | 2 | 3 | 4 | 5 |
| | 是否舌苔厚膩或有舌苔厚之感 | 1 | 2 | 3 | 4 | 5 |

總分：

## 濕熱體質

請根據一年來的體驗和感覺，回答以下問題。

| | 沒有<br>基本不 | 很少<br>有一點 | 有時<br>有些 | 常常<br>相當 | 總是<br>十分 |
|---|---|---|---|---|---|
| 是否面部或鼻部有油膩感或者油亮發光 | 1 | 2 | 3 | 4 | 5 |
| 是否容易生痤瘡或痔瘡 | 1 | 2 | 3 | 4 | 5 |
| 是否感到口苦或嘴裡有異味 | 1 | 2 | 3 | 4 | 5 |
| 是否大便黏滯不爽，有排不盡的感覺 | 1 | 2 | 3 | 4 | 5 |
| 是否小便時尿道有發熱感，尿色濃（深） | 1 | 2 | 3 | 4 | 5 |
| 是否（女性）帶下色黃（白帶顏色發黃） | 1 | 2 | 3 | 4 | 5 |
| 是否（男性）陰囊處潮濕 | 1 | 2 | 3 | 4 | 5 |

總分：

## 體質自測

### 瘀血體質

請根據一年來的體驗和感覺，回答以下問題。

| | 沒有<br>基本不 | 很少<br>有一點 | 有時<br>有些 | 常常<br>相當 | 總是<br>十分 |
|---|---|---|---|---|---|
| 皮膚是否在不知不覺中會出現青紫瘀斑（皮下出血） | 1 | 2 | 3 | 4 | 5 |
| 身體有哪裡疼痛嗎 | 1 | 2 | 3 | 4 | 5 |
| 兩顴部有細微紅絲嗎 | 1 | 2 | 3 | 4 | 5 |
| 面色晦黯或容易出現褐斑嗎 | 1 | 2 | 3 | 4 | 5 |
| 是否容易有黑眼圈 | 1 | 2 | 3 | 4 | 5 |
| 是否容易忘事（健忘） | 1 | 2 | 3 | 4 | 5 |
| 口唇顏色是否偏黯 | 1 | 2 | 3 | 4 | 5 |

總分：

# 體質自測

## 特稟體質

請根據一年來的體驗和感覺，回答以下問題。

| | 沒有<br>基本不 | 很少<br>有一點 | 有時<br>有些 | 常常<br>相當 | 總是<br>十分 |
|---|---|---|---|---|---|
| 未曾感冒時也會打噴嚏嗎 | 1 | 2 | 3 | 4 | 5 |
| 未曾感冒時也會鼻塞、流鼻涕嗎 | 1 | 2 | 3 | 4 | 5 |
| 是否因季節變化、溫度變化或異味等原因而咳喘 | 1 | 2 | 3 | 4 | 5 |
| 容易過敏（對藥物、食物、氣味、花粉或在季節交替、氣候變化時） | 1 | 2 | 3 | 4 | 5 |
| 皮膚是否容易起蕁麻疹（風團、風疹塊、風疙瘩） | 1 | 2 | 3 | 4 | 5 |
| 是否因過敏出現過紫癜（紫紅色瘀點、瘀斑） | 1 | 2 | 3 | 4 | 5 |
| 皮膚是否一抓就紅，並出現抓痕 | 1 | 2 | 3 | 4 | 5 |

總分：

## 體質自測

# 氣鬱體質

請根據一年來的體驗和感覺，回答以下問題。

| | 沒有<br>基本不 | 很少<br>有一點 | 有時<br>有些 | 常常<br>相當 | 總是<br>十分 |
|---|---|---|---|---|---|
| 是否感到悶悶不樂 | 1 | 2 | 3 | 4 | 5 |
| 是否容易精神緊張、焦慮不安 | 1 | 2 | 3 | 4 | 5 |
| 是否多愁善感、感情脆弱 | 1 | 2 | 3 | 4 | 5 |
| 易感到害怕或受到驚嚇嗎 | 1 | 2 | 3 | 4 | 5 |
| 是否脅肋部或乳房部痛 | 1 | 2 | 3 | 4 | 5 |
| 是否無緣無故歎氣 | 1 | 2 | 3 | 4 | 5 |
| 是否咽喉部有異物感，且吐之不出、嚥之不下 | 1 | 2 | 3 | 4 | 5 |

總分：

## 體質自測

# 平和體質

請根據一年來的體驗和感覺，回答以下問題。

| | 沒有<br>基本不 | 很少<br>有一點 | 有時<br>有些 | 常常<br>相當 | 總是<br>十分 |
|---|---|---|---|---|---|
| 是否精力充沛 | 1 | 2 | 3 | 4 | 5 |
| 是否容易疲乏 | 5 | 4 | 3 | 2 | 1 |
| 說話聲音是否無力 | 5 | 4 | 3 | 2 | 1 |
| 是否感到悶悶不樂 | 5 | 4 | 3 | 2 | 1 |
| 是否比一般人耐受不了寒冷（包括夏天的冷氣、電扇） | 5 | 4 | 3 | 2 | 1 |
| 是否能適應外界自然和社會環境的變化 | 1 | 2 | 3 | 4 | 5 |
| 是否容易失眠 | 5 | 4 | 3 | 2 | 1 |
| 是否容易忘事（健忘） | 5 | 4 | 3 | 2 | 1 |

總分：

# 體質自測

## 判定的標準

| 體質類型 | 條件 | 判定結果 |
|---|---|---|
| 平和體質 | 轉化分≥ 60 分 | 是 |
| | 其他 8 種體質轉化分均＜ 30 分 | |
| | 轉化分≥ 60 分 | 基本是 |
| | 其他 8 種體質轉化分均＜ 40 分 | |
| | 不滿足上述條件者 | 否 |
| 偏頗體質 | 轉化分≥ 60 分 | 是 |
| | 轉化分 30 ～ 39 分 | 傾向是 |
| | 轉化分＜ 30 分 | 否 |

## 體質自測

# 示例

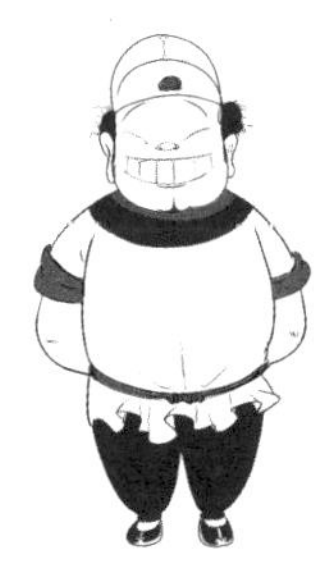

某人的各種體質類型轉化分為：平和體質 75 分，氣虛體質 56 分，陽虛體質 27 分，陰虛體質 25 分，痰濕體質 12 分，濕熱體質 20 分，瘀血體質 20 分，氣鬱體質 18 分，特稟體質 10 分。根據判斷標準，雖然平和體質的轉化分＞ 60 分，但其他八種體質轉化分並未全部＜ 40 分，其中氣虛體質轉化分＞ 40 分，所以此人不能判定為平和體質，而是應判定為氣虛體質。

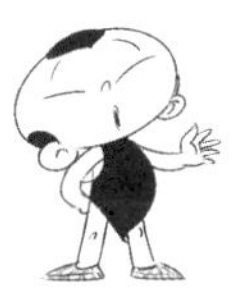

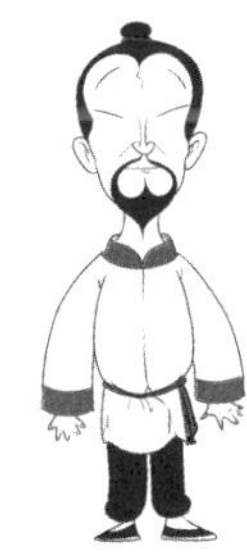

某人的各種體質類型轉化分為：平和體質 75 分，氣虛體質 16 分，陽虛體質 27 分，陰虛體質 25 分，痰濕體質 32 分，濕熱體質 25 分，瘀血體質 10 分，氣鬱體質 18 分，特稟體質 10 分。根據判斷標準，平和體質的轉化分＞ 60 分，同時，痰濕體質轉化分在 30 ～ 39 分，所以此人最終判定結果基本是平和體質，但有痰濕體質傾向。

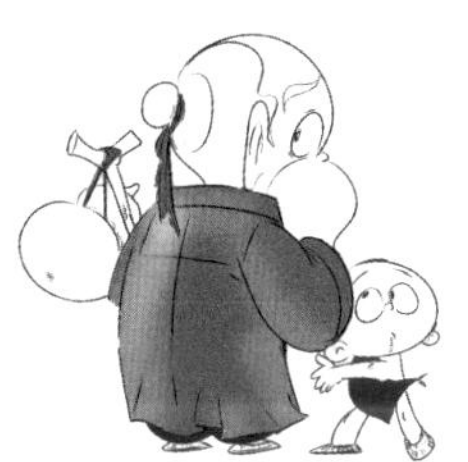

# 影響體質的因素

影響體質的因素是多方面的，遺傳、環境、營養、體育鍛煉等都與體質有著密切的關係。

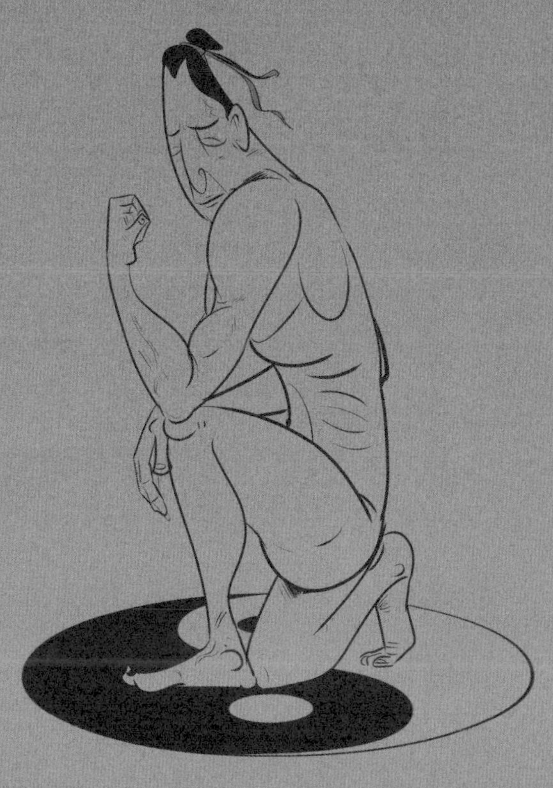

## 先天稟賦

家族成員的體質如何，父母的身體如何，母親懷孕期間的調養和身心狀態如何，都會對子女後代的體質產生影響，為他們的體質定下基調。

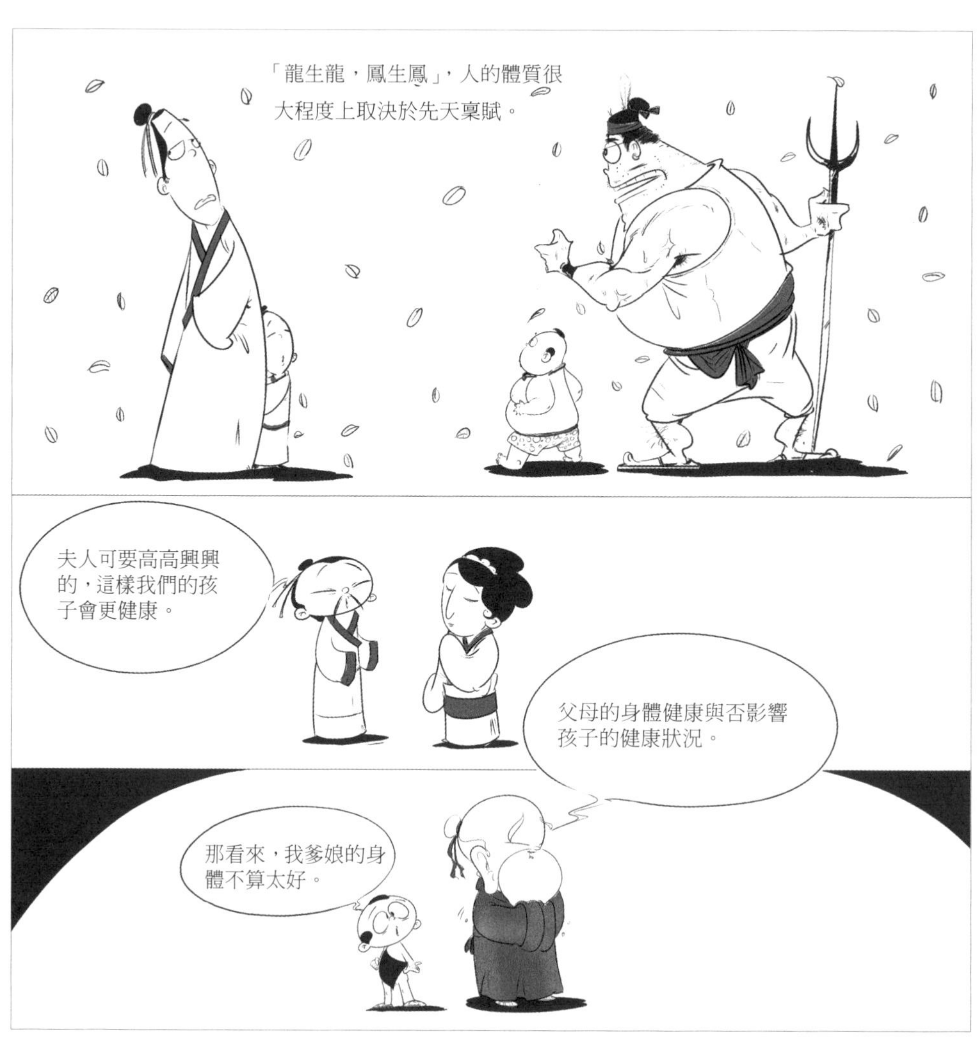
「龍生龍，鳳生鳳」，人的體質很大程度上取決於先天稟賦。
夫人可要高高興興的，這樣我們的孩子會更健康。
父母的身體健康與否影響孩子的健康狀況。
那看來，我爹娘的身體不算太好。

## 後天養成

雖說體質來自先天稟賦，但後天的養成也起了極重要的作用。如果先天的體質不夠理想，但能加強調養和鍛煉，也會使體質上的偏頗和不足得到改善與彌補。

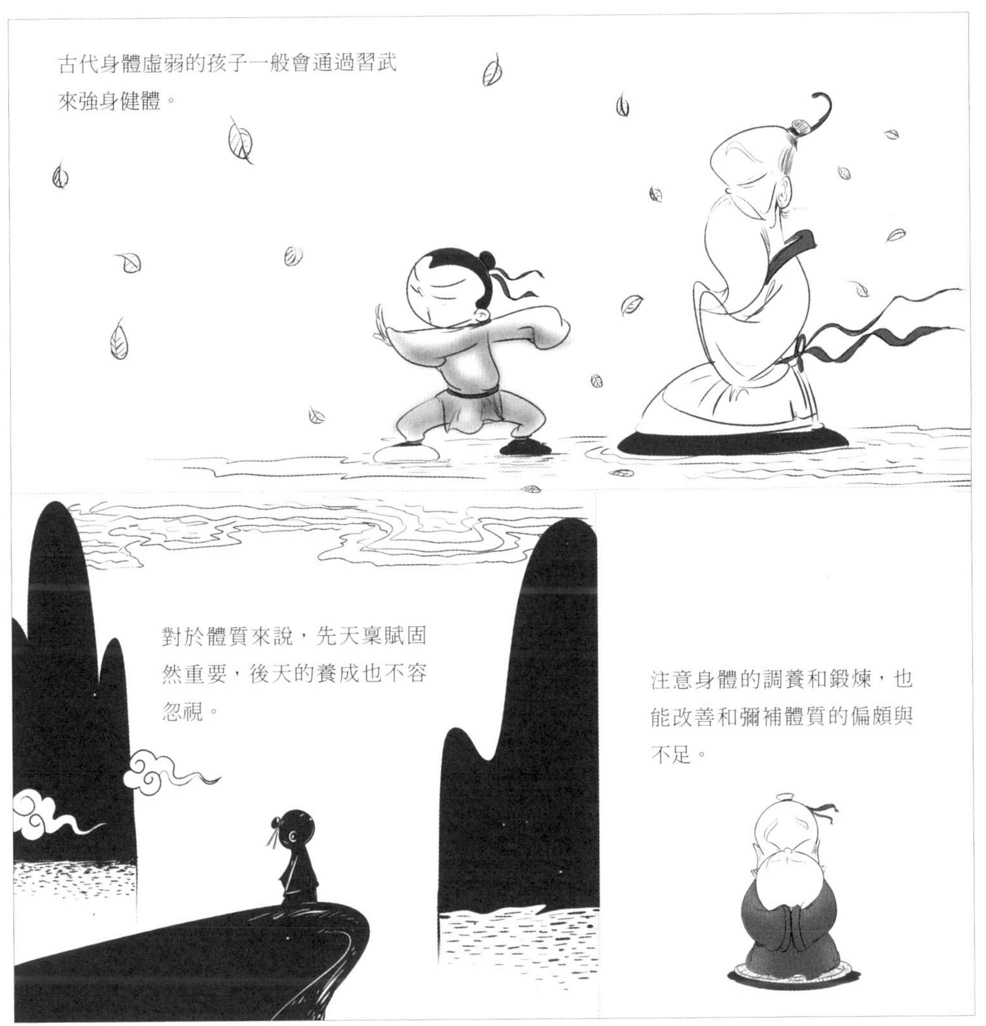

古代身體虛弱的孩子一般會通過習武來強身健體。
對於體質來說，先天稟賦固然重要，後天的養成也不容忽視。
注意身體的調養和鍛煉，也能改善和彌補體質的偏頗與不足。

## 年齡因素

人的年齡在變，體質也會隨之發生變化。一個人在兒童期、青壯年期、老年期的體質會隨著年齡的遞增而表現出不同的特點。

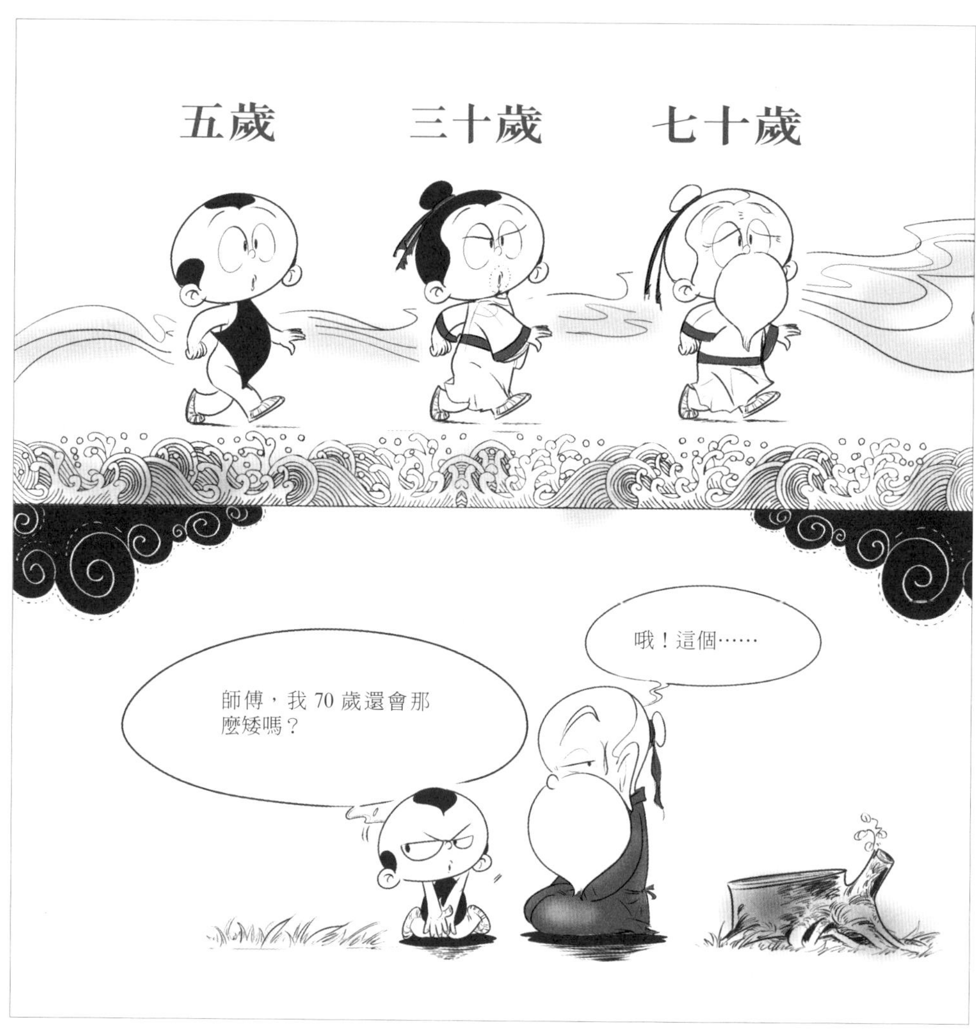
五歲
三十歲
七十歲
師傅，我 70 歲還會那麼矮嗎？
哦！這個……

## 年齡因素

### 兒童的體質

兒童生長發育極其旺盛，但生理功能也非常稚嫩，不夠完善，抗病能力弱，在外容易感受病邪，在內容易因食積而損傷脾胃。

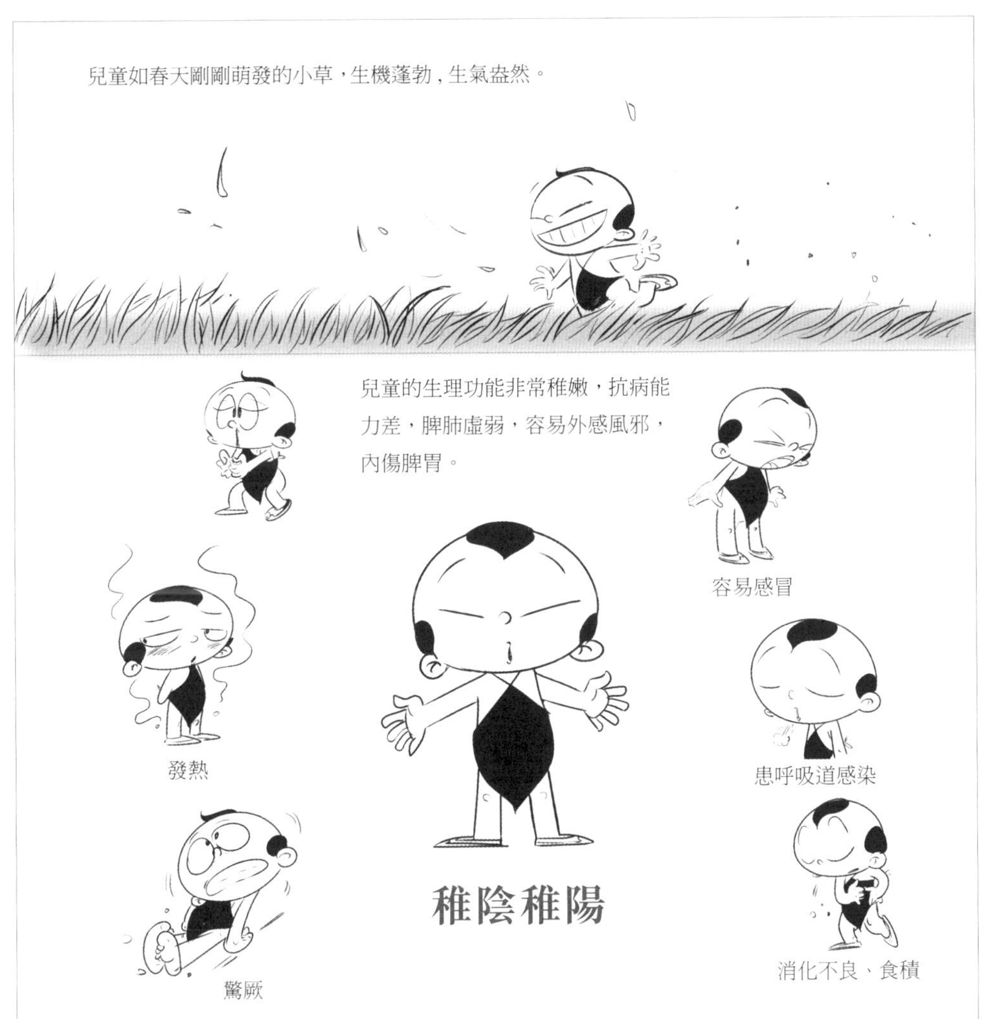
兒童如春天剛剛萌發的小草，生機蓬勃，生氣盎然。
兒童的生理功能非常稚嫩，抗病能力差，脾肺虛弱，容易外感風邪，內傷脾胃。
容易感冒
發熱
患呼吸道感染
稚陰稚陽
驚厥
消化不良、食積

## 年齡因素

### 青壯年的體質

在青壯年期，人的精力充沛，身體強壯，多數人會呈現出陽氣偏盛、容易內熱的體質。同時，青壯年人因為工作、生活壓力大，最容易出現精神情志困擾，影響消化和睡眠，久而久之，也會影響到體質。

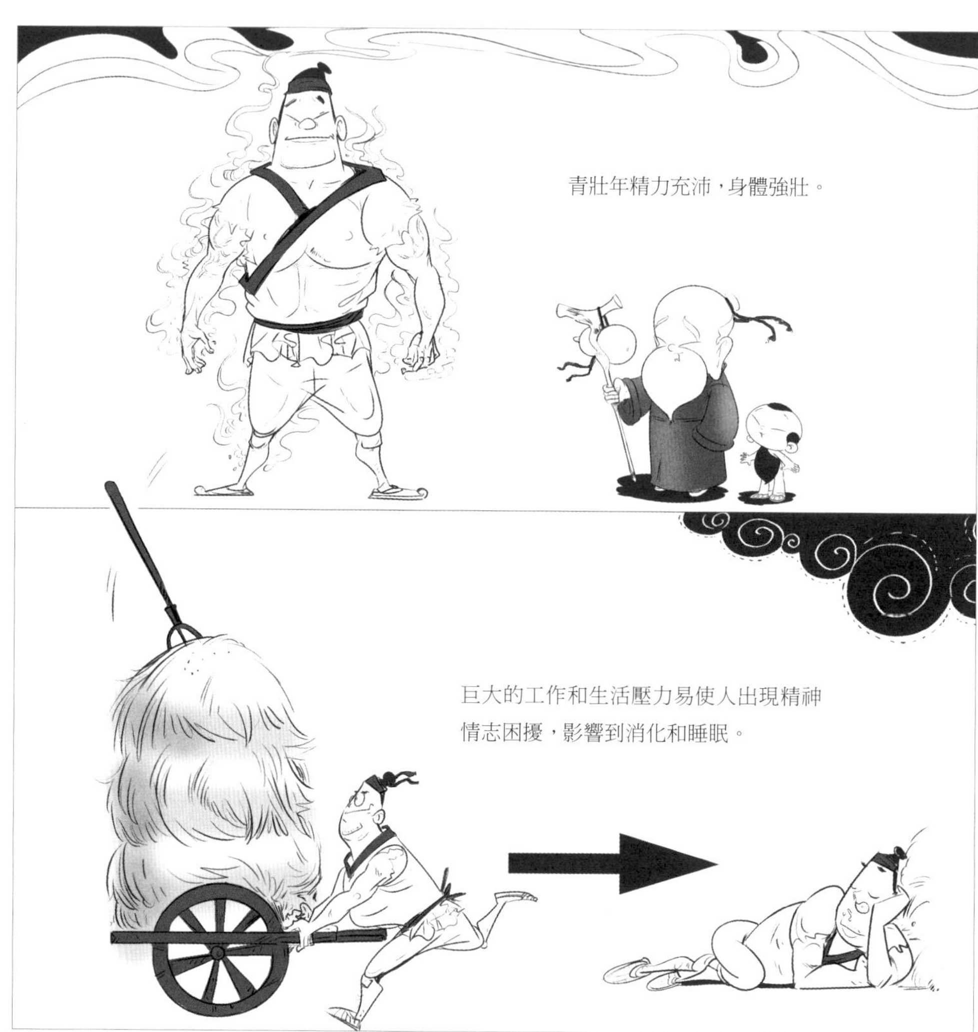
青壯年精力充沛，身體強壯。
巨大的工作和生活壓力易使人出現精神情志困擾，影響到消化和睡眠。

## 年齡因素

### 老年人的體質

「滿則溢，盈則虧。」青壯年期的強壯會隨著年齡的增長而削弱，陽氣逐漸虛衰，血氣壅滯不通，脾胃的消化吸收能力也逐步下滑。進入中年後，人應該調整心態，心胸豁達，淡定平和。

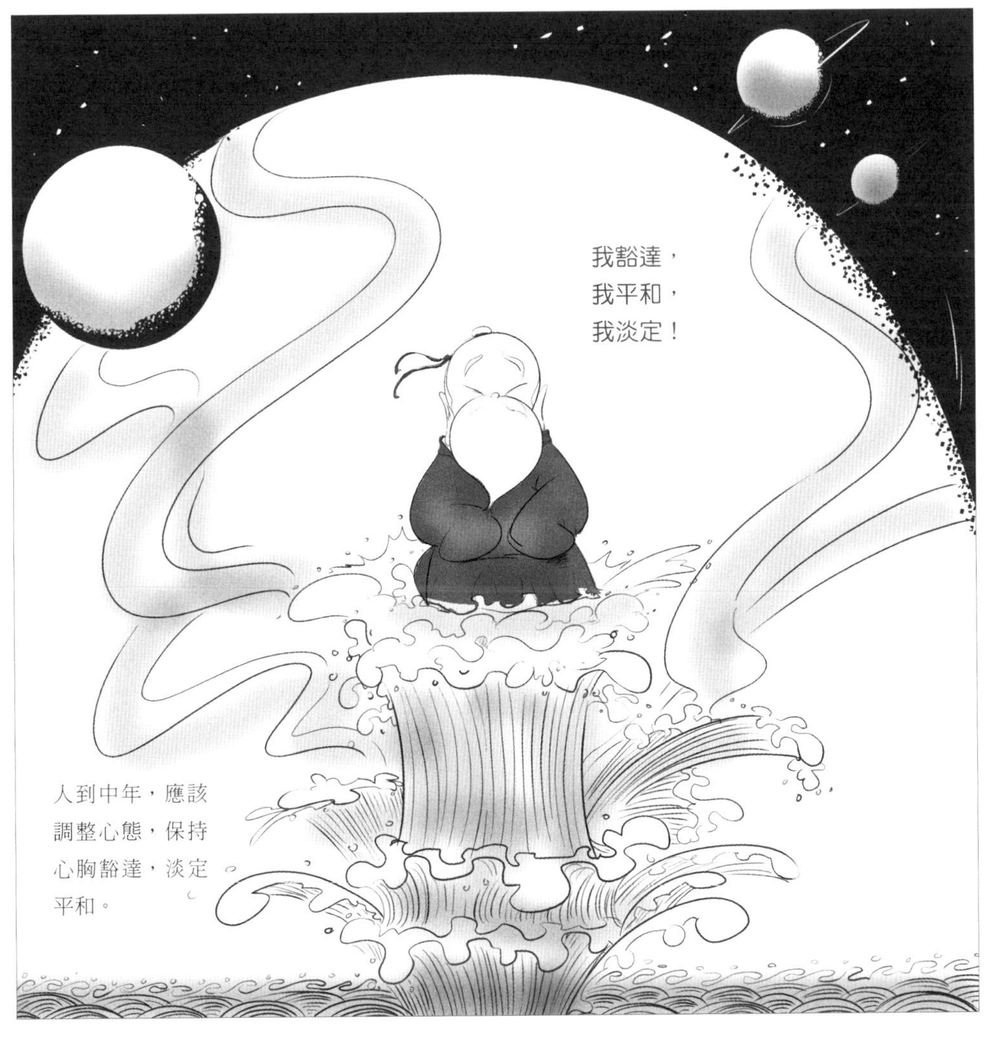
我豁達，
我平和，
我淡定！
人到中年，應該調整心態，保持心胸豁達，淡定平和。

## 性別因素

性別不同，體質特點也不相同。在形體上，男性多魁梧健碩，骨骼粗大，肌肉發達，女性多纖細柔媚，骨架較小，肌肉沒有男性發達；在氣質上，男性多陽剛，女性多柔美；在性格上，男性多強悍直爽，女性多委婉細膩。

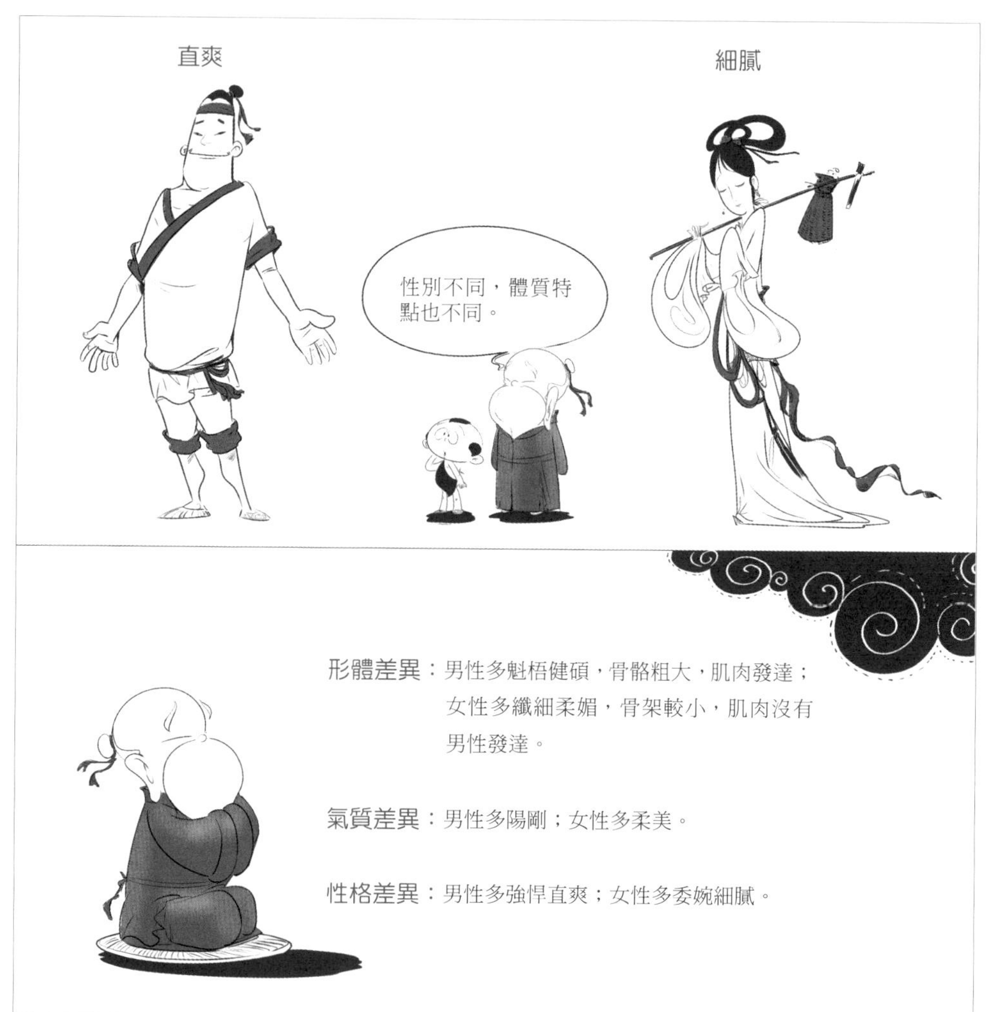
直爽
細膩
性別不同，體質特點也不同。
形體差異：男性多魁梧健碩，骨骼粗大，肌肉發達；女性多纖細柔媚，骨架較小，肌肉沒有男性發達。
氣質差異：男性多陽剛；女性多柔美。
性格差異：男性多強悍直爽；女性多委婉細膩。

# 性別因素

## 男性的體質

男子多形體健壯，骨骼粗大，肌肉發達，喜歡運動，陽氣偏盛。

腎是先天之本，主藏精，在男性一生中起著非常重要的作用，因此男性養生要注意不傷腎，不傷陽。

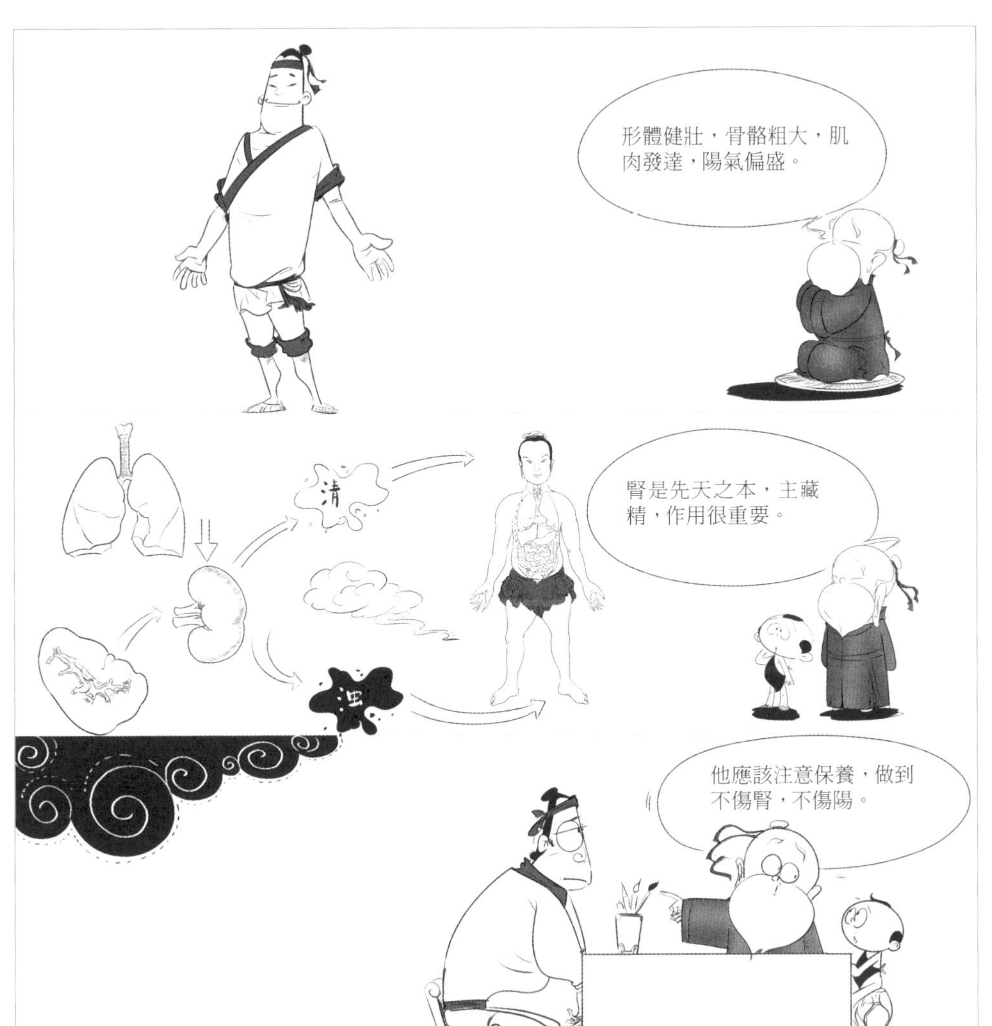
形體健壯，骨骼粗大，肌肉發達，陽氣偏盛。
清
濁
腎是先天之本，主藏精，作用很重要。
他應該注意保養，做到不傷腎，不傷陽。

# 性別因素

## 女性的體質

同男性相比，女性的形體要纖細些，骨骼較小，氣質柔美，性格溫婉細膩。

女性一生中要經歷經、孕、產、乳等過程，女性細膩、敏感的氣質特點以及溫度、環境、情緒等因素都會對她們的體質產生特定影響。

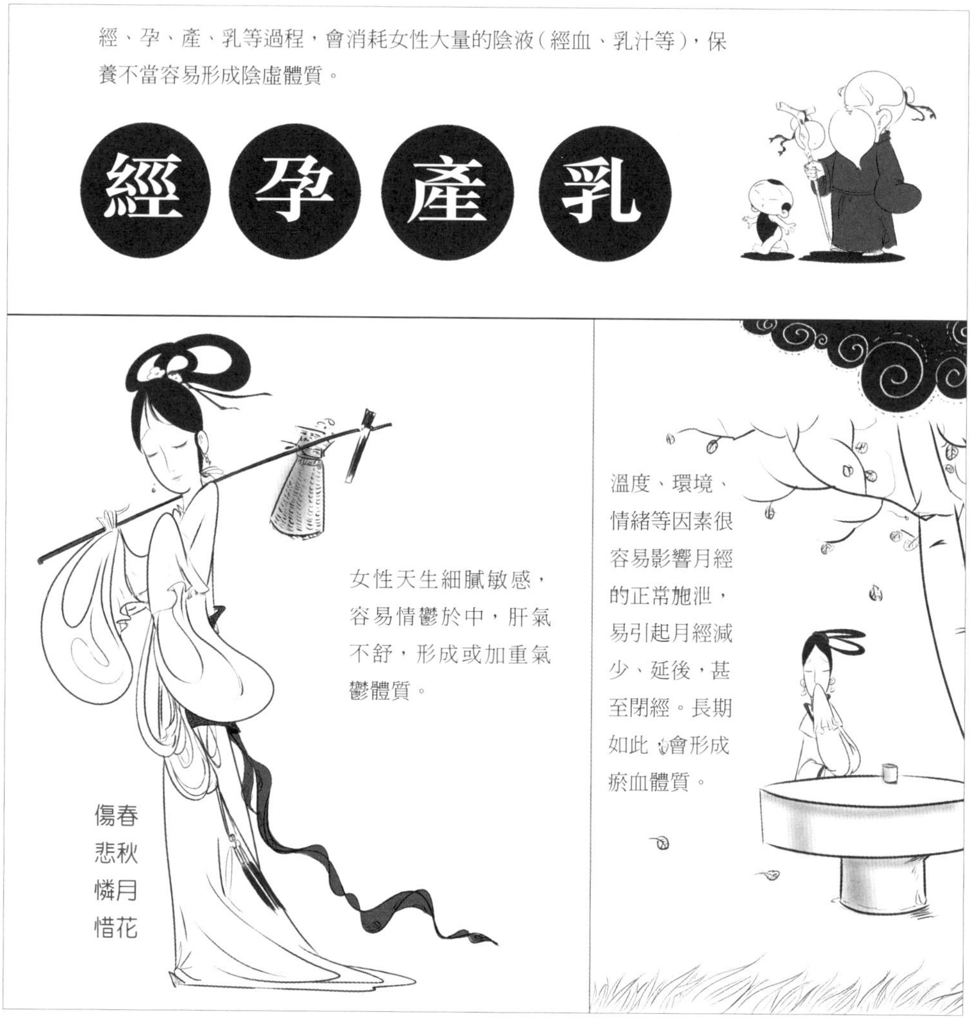

經、孕、產、乳等過程，會消耗女性大量的陰液（經血、乳汁等），保養不當容易形成陰虛體質。

經　孕　產　乳

女性天生細膩敏感，容易情鬱於中，肝氣不舒，形成或加重氣鬱體質。

傷春悲秋憐月惜花

溫度、環境、情緒等因素很容易影響月經的正常施泄，易引起月經減少、延後，甚至閉經。長期如此，會形成瘀血體質。

# 生活環境

## 水土物產

「一方水土養一方人。」土地是否肥美，物產是否豐富，氣候是否宜人，居住條件是否舒適，都會影響人的身心健康。

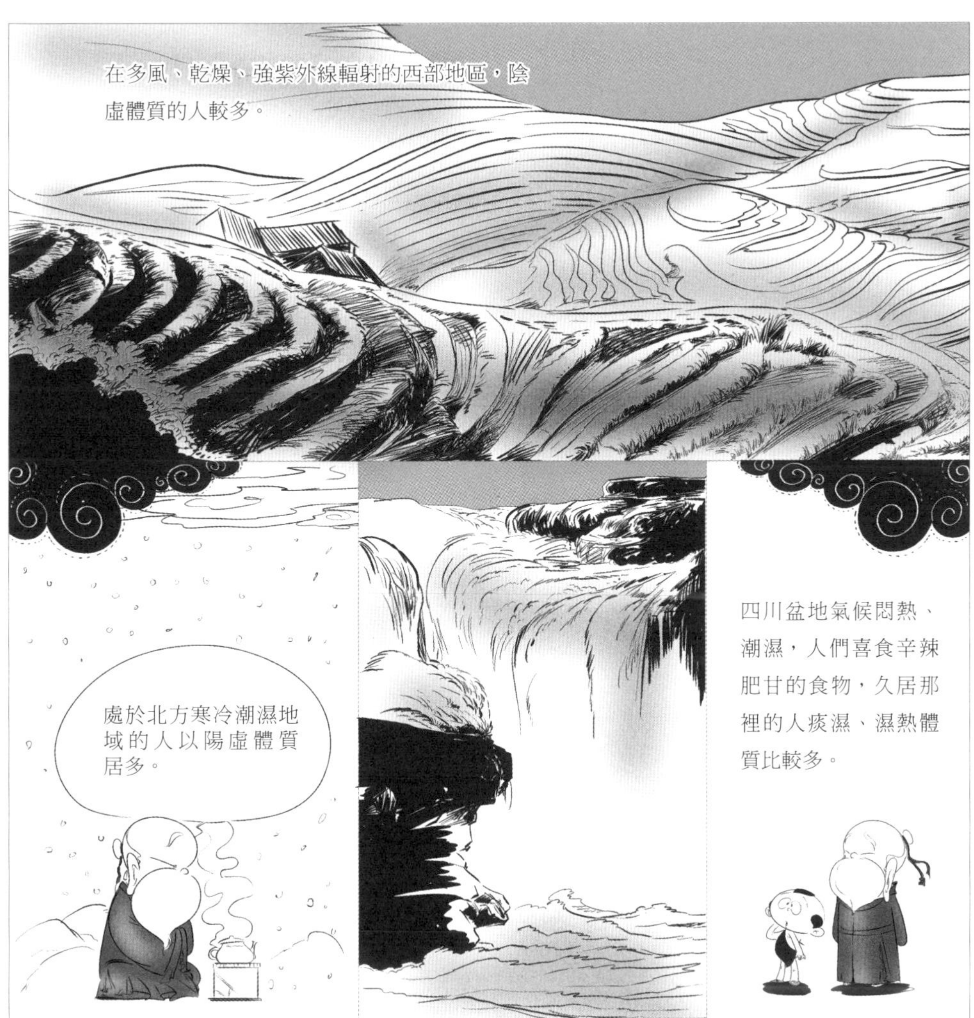
在多風、乾燥、強紫外線輻射的西部地區，陰虛體質的人較多。
處於北方寒冷潮濕地域的人以陽虛體質居多。
四川盆地氣候悶熱、潮濕，人們喜食辛辣肥甘的食物，久居那裡的人痰濕、濕熱體質比較多。

## 生活環境

### 季節氣候

春生，夏長，秋收，冬藏，自然界中萬物生長都要遵循一定的規律，人的生活、作息、保健、調養也應順應自然規律，這樣才容易獲得健康的身心，逆時而動可能會傷及身體的根本。

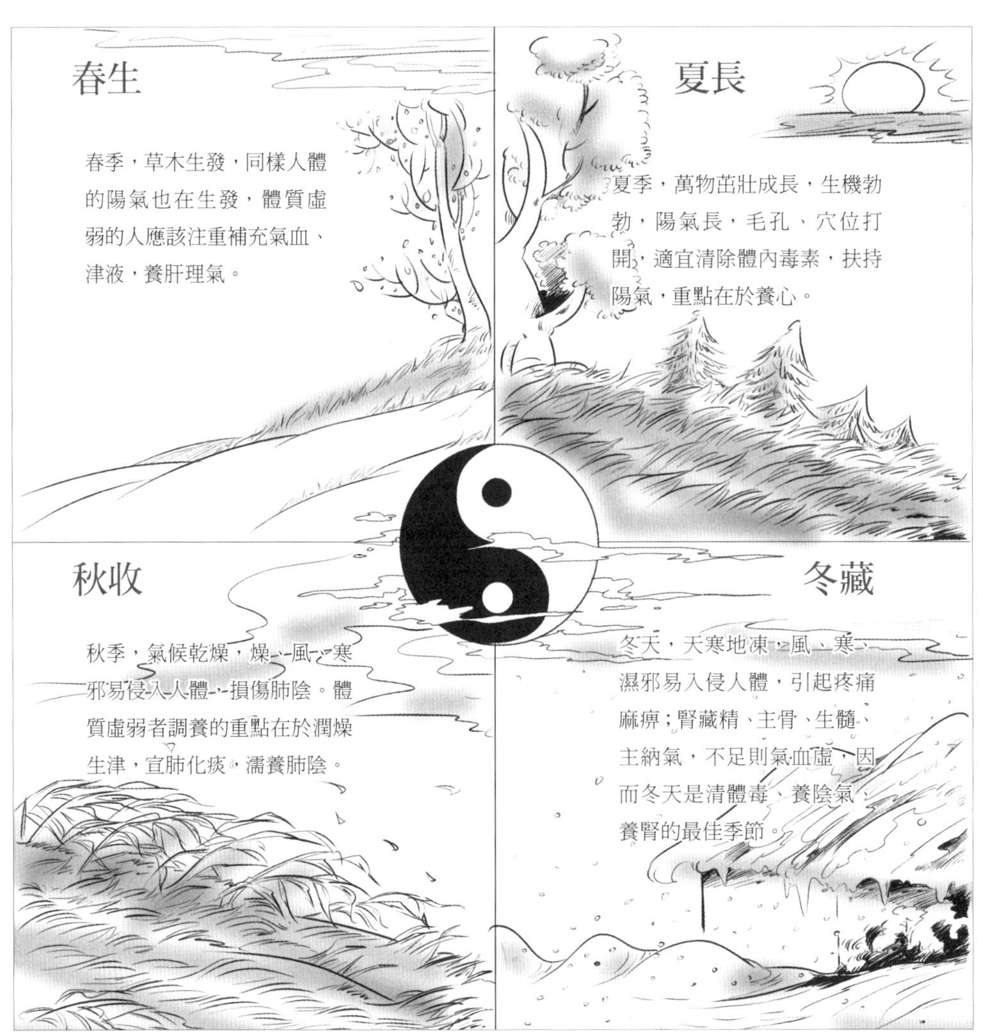
春生
春季，草木生發，同樣人體的陽氣也在生發，體質虛弱的人應該注重補充氣血、津液，養肝理氣。
夏長
夏季，萬物茁壯成長，生機勃勃，陽氣長，毛孔、穴位打開，適宜清除體內毒素，扶持陽氣，重點在於養心。
秋收
秋季，氣候乾燥，燥、風、寒邪易侵入人體，損傷肺陰。體質虛弱者調養的重點在於潤燥生津，宣肺化痰，濡養肺陰。
冬藏
冬天，天寒地凍，風、寒、濕邪易入侵人體，引起疼痛麻痺；腎藏精、主骨、生髓、主納氣，不足則氣血虛，因而冬天是清體毒、養陰氣、養腎的最佳季節。

## 生活方式

心神、身體過度勞累易導致氣虛；貪圖安逸，缺少運動，容易加重氣鬱、濕熱、痰濕、瘀血體質；性生活過度，傷腎陽，易促成陽虛體質。

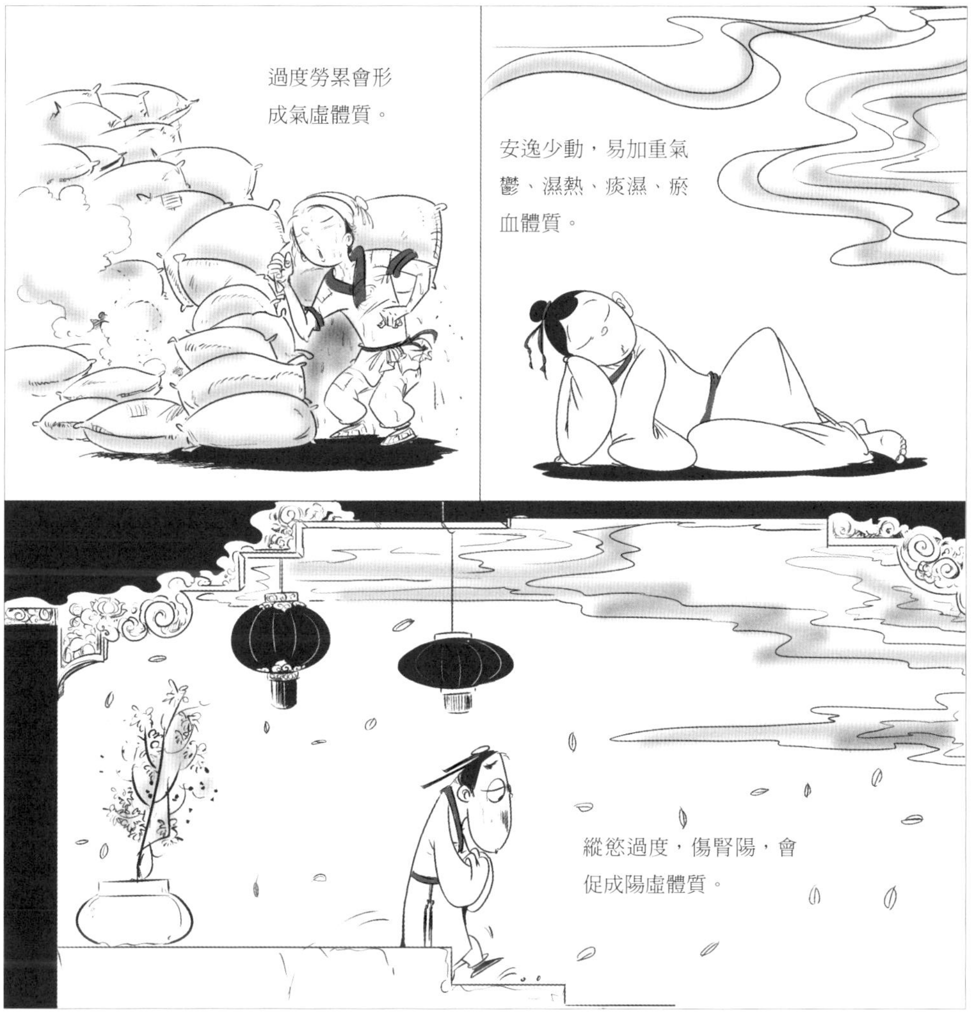
過度勞累會形成氣虛體質。
安逸少動，易加重氣鬱、濕熱、痰濕、瘀血體質。
縱慾過度，傷腎陽，會促成陽虛體質。

## 飲食因素

飲食對體質的影響主要表現在食品性質、膳食結構、飲食習慣等三個方面。例如，長期過食辛辣食物會促生濕熱、陰虛體質；常吃夜宵易形成痰濕體質；長期不吃早餐的人多為氣鬱或痰濕體質。

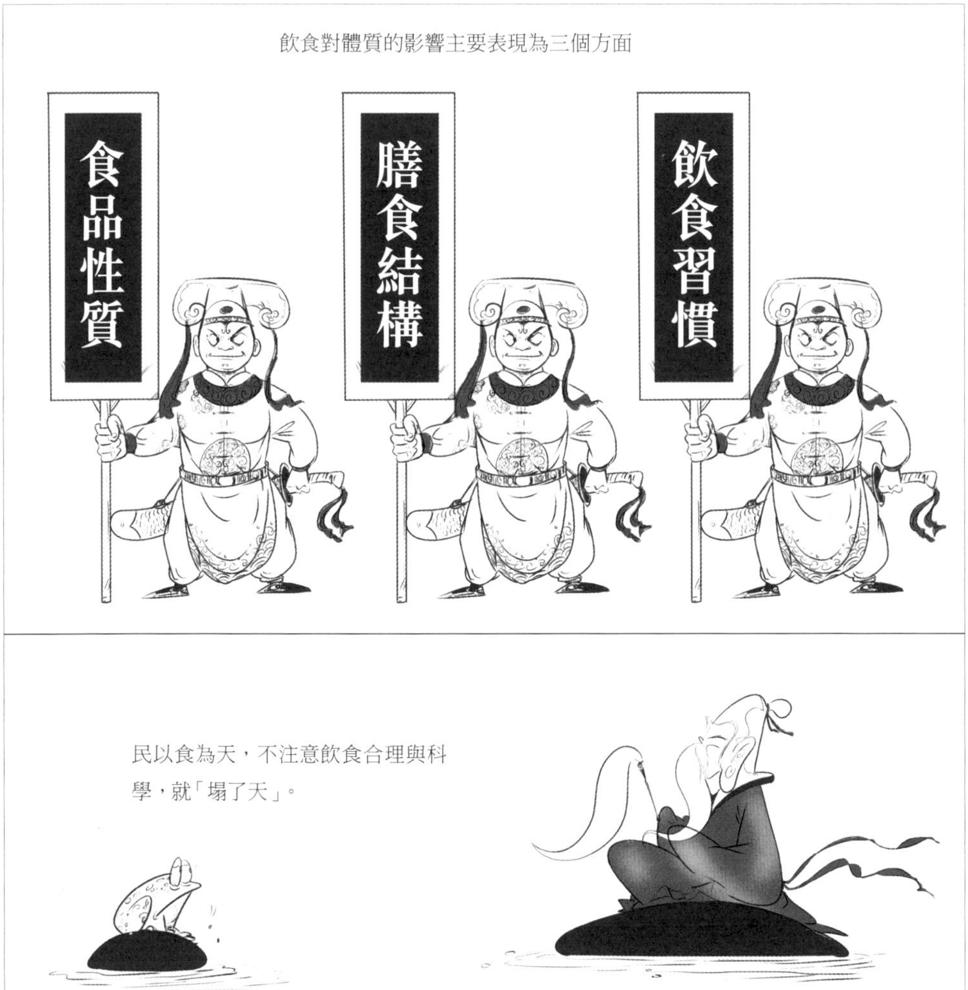

飲食對體質的影響主要表現為三個方面

食品性質

膳食結構

飲食習慣

民以食為天，不注意飲食合理與科學，就「塌了天」。

## 飲食因素

肥甘厚膩，暴飲暴食，易促生痰濕或氣虛體質。

營養不足，偏食挑食，易促生氣虛或陽虛體質。

飯點不定，影響疏泄，易促生氣鬱或痰濕體質。

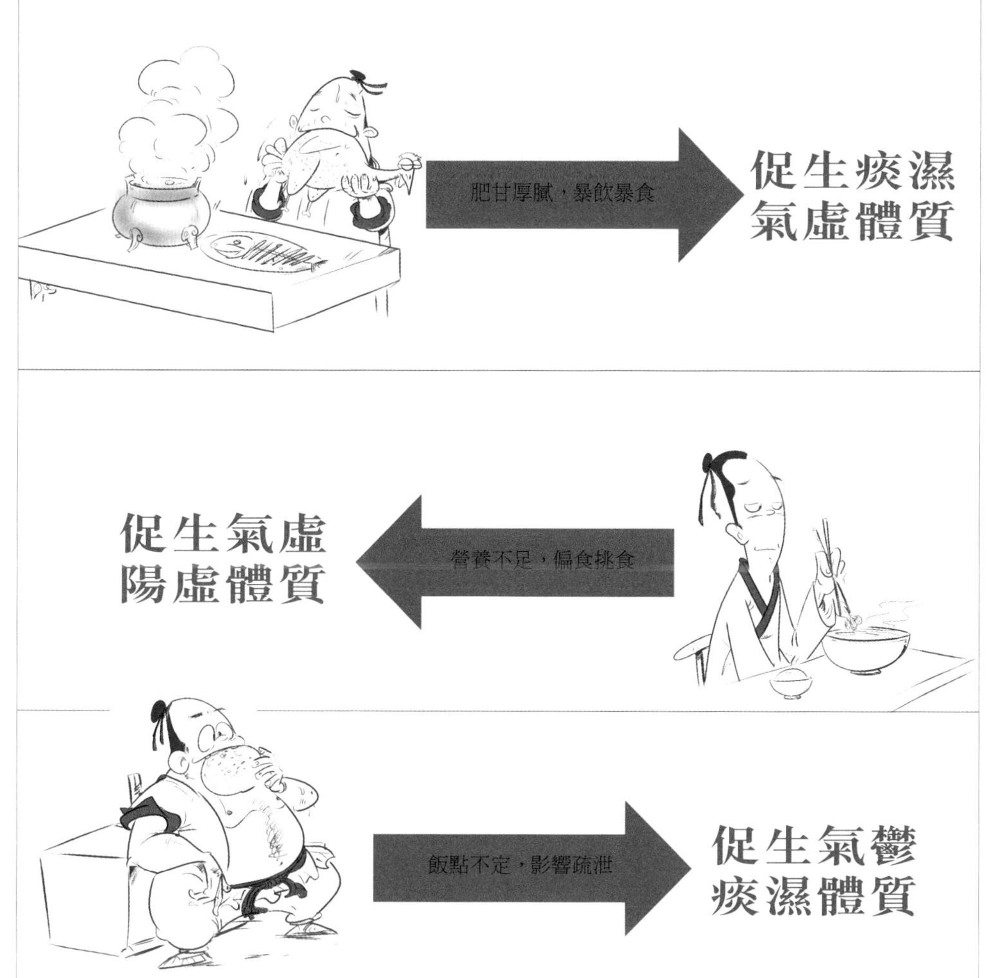
肥甘厚膩，暴飲暴食
促生痰濕
氣虛體質
營養不足，偏食挑食
促生氣虛
陽虛體質
飯點不定，影響疏泄
促生氣鬱
痰濕體質

## 飲食因素

飲食過鹹，口味偏重，易促生痰濕、瘀血、陽虛體質。
麻辣鮮香，灼傷陰液，易促生濕熱或陰虛體質。
寒涼飲食，損害陽氣，易促生陽虛或瘀血體質。

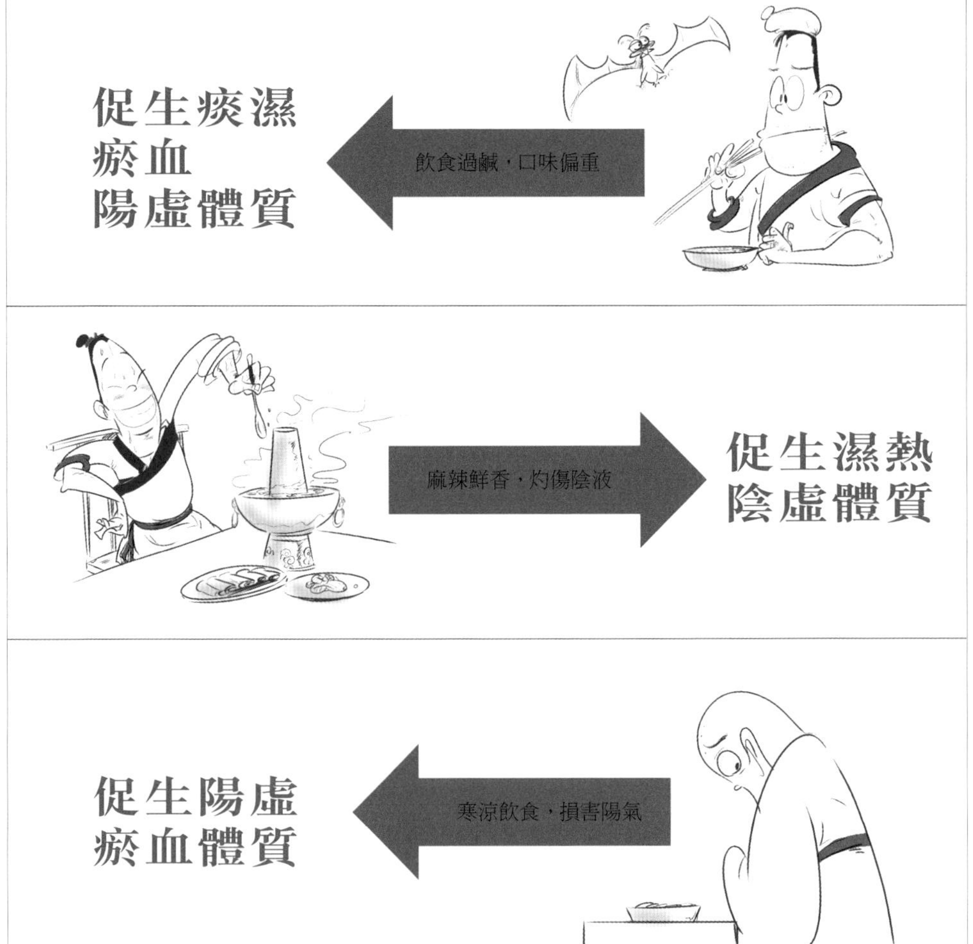

飲食過鹹，口味偏重
促生痰濕
瘀血
陽虛體質
麻辣鮮香，灼傷陰液
促生濕熱
陰虛體質
寒涼飲食，損害陽氣
促生陽虛
瘀血體質

## 疾病因素

疾病對體質的影響比較大，尤其是一些慢性病（如代謝綜合徵等）。疾病與偏頗體質之間往往陷入相互影響的惡性循環之中。

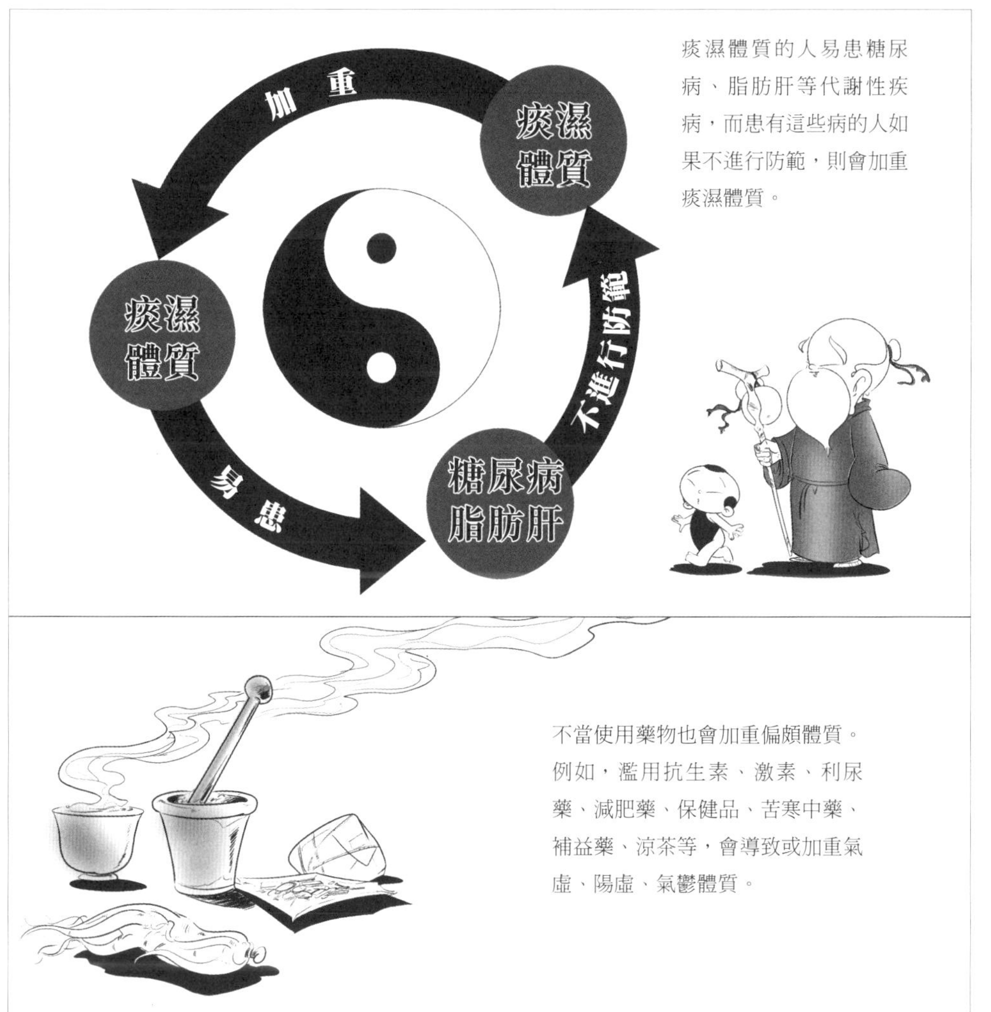
加重
痰濕體質
不進行防範
糖尿病脂肪肝
易患
痰濕體質

痰濕體質的人易患糖尿病、脂肪肝等代謝性疾病，而患有這些病的人如果不進行防範，則會加重痰濕體質。

不當使用藥物也會加重偏頗體質。例如，濫用抗生素、激素、利尿藥、減肥藥、保健品、苦寒中藥、補益藥、涼茶等，會導致或加重氣虛、陽虛、氣鬱體質。

# 陽虛體質

天地之間，紅日高懸，普照四方，萬物才有滋長的動力。人體之中，陽氣充足，溫煦身心，身體方能保持康健。

人體陽氣虛衰，生命之火便無法熊熊燃燒。

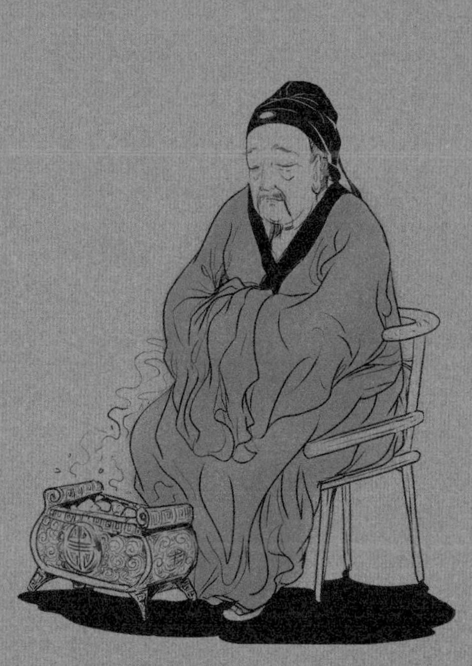

## 陽與陰

陽與陰，古人用陰陽變化的規律來解釋人體的生理特性。就人體而言，通常以上部為陽，下部為陰；體表為陽，體內為陰；氣為陽，血和津液為陰。

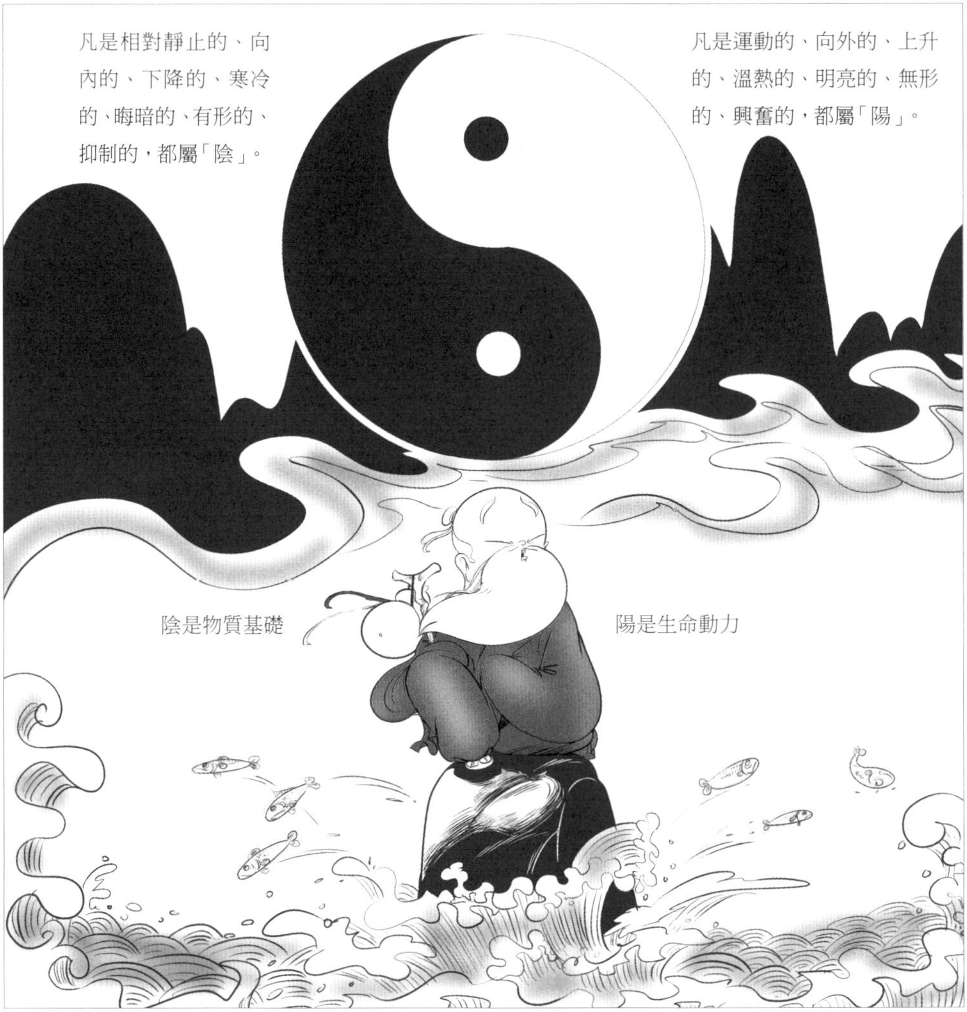

凡是相對靜止的、向內的、下降的、寒冷的、晦暗的、有形的、抑制的，都屬「陰」。
凡是運動的、向外的、上升的、溫熱的、明亮的、無形的、興奮的，都屬「陽」。
陰是物質基礎
陽是生命動力



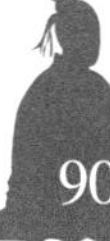

## 陽虛

陽虛就是生命之火不旺盛，主要涉及到腎陽、脾陽、心陽的虧虛。

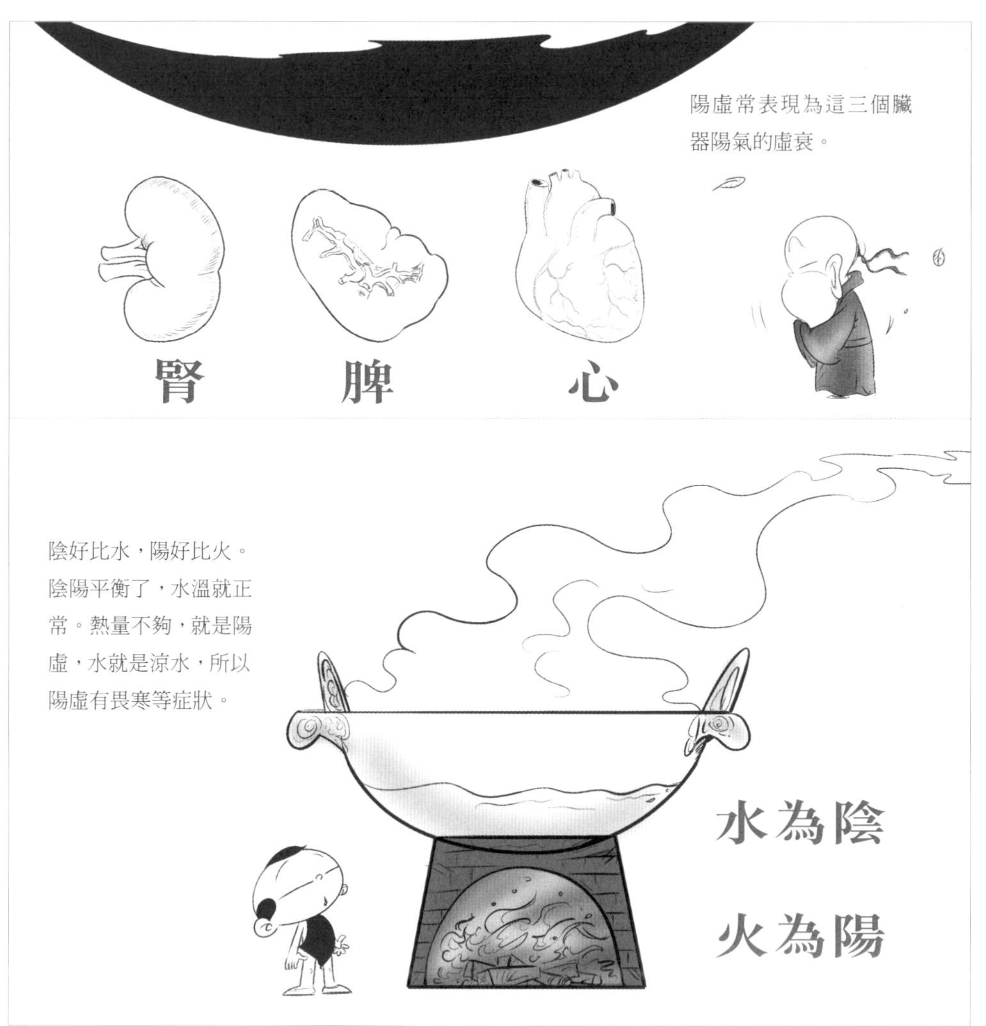
陽虛常表現為這三個臟器陽氣的虛衰。
腎
脾
心
陰好比水，陽好比火。陰陽平衡了，水溫就正常。熱量不夠，就是陽虛，水就是涼水，所以陽虛有畏寒等症狀。
水為陰
火為陽

## 陽虛體質的主要症狀

陽氣虛衰，不足以溫煦身體的四肢百骸，就會產生一系列以畏寒（怕冷）、手足不溫等虛寒表現為主要特徵的症狀。

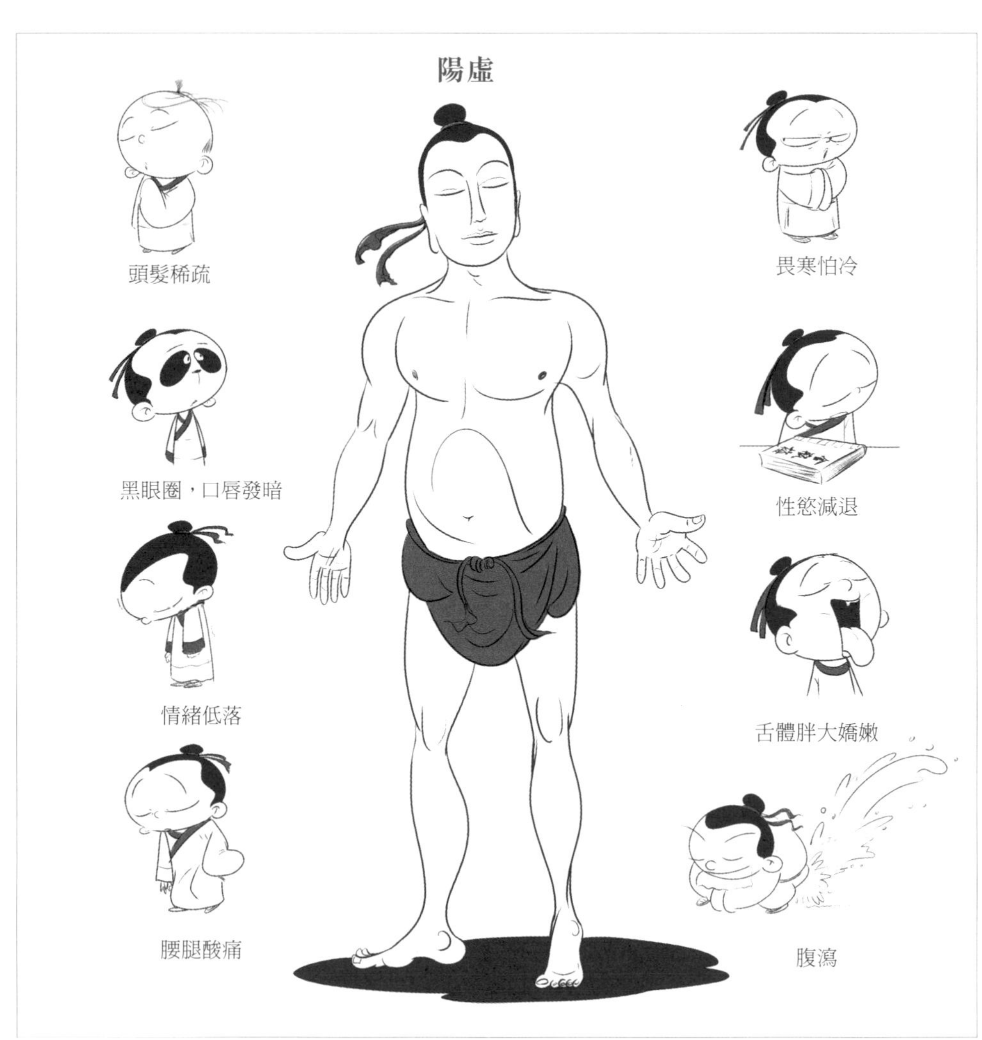
陽虛
頭髮稀疏
畏寒怕冷
黑眼圈，口唇發暗
性慾減退
情緒低落
舌體胖大嬌嫩
腰腿酸痛
腹瀉

## 陽虛體質的主要症狀

### 畏寒(怕冷)

陽虛的人怕冷，背部和腹部尤為明顯，在嚴寒季節表現得更加嚴重，寒涼之感甚至會從手腳蔓延到肘部和膝蓋，因此陽虛體質的人一定要保護好背部和腹部。

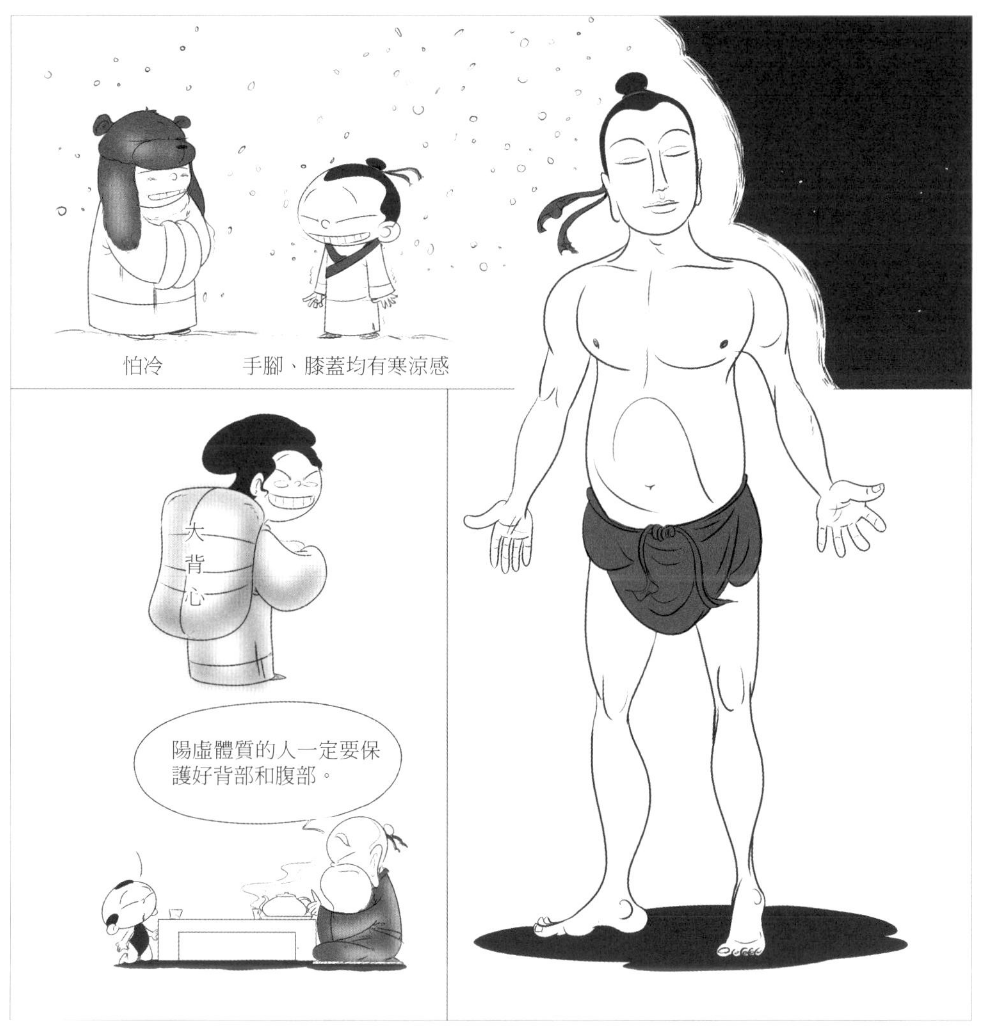
怕冷
手腳、膝蓋均有寒涼感
大背心
陽虛體質的人一定要保護好背部和腹部。

## 陽虛體質的主要症狀

### 性慾減退，腰腿酸痛

腎主生殖，腎陽虛會導致性慾減退、性冷淡。

腎主骨骼，腎陽虛會引起腳跟、腰、腿疼痛，下肢腫脹等衰老之象。

腎主下焦＊水液蒸騰，腎陽虛衰會導致多尿；女性白帶偏多，著涼、疲勞時尤多。

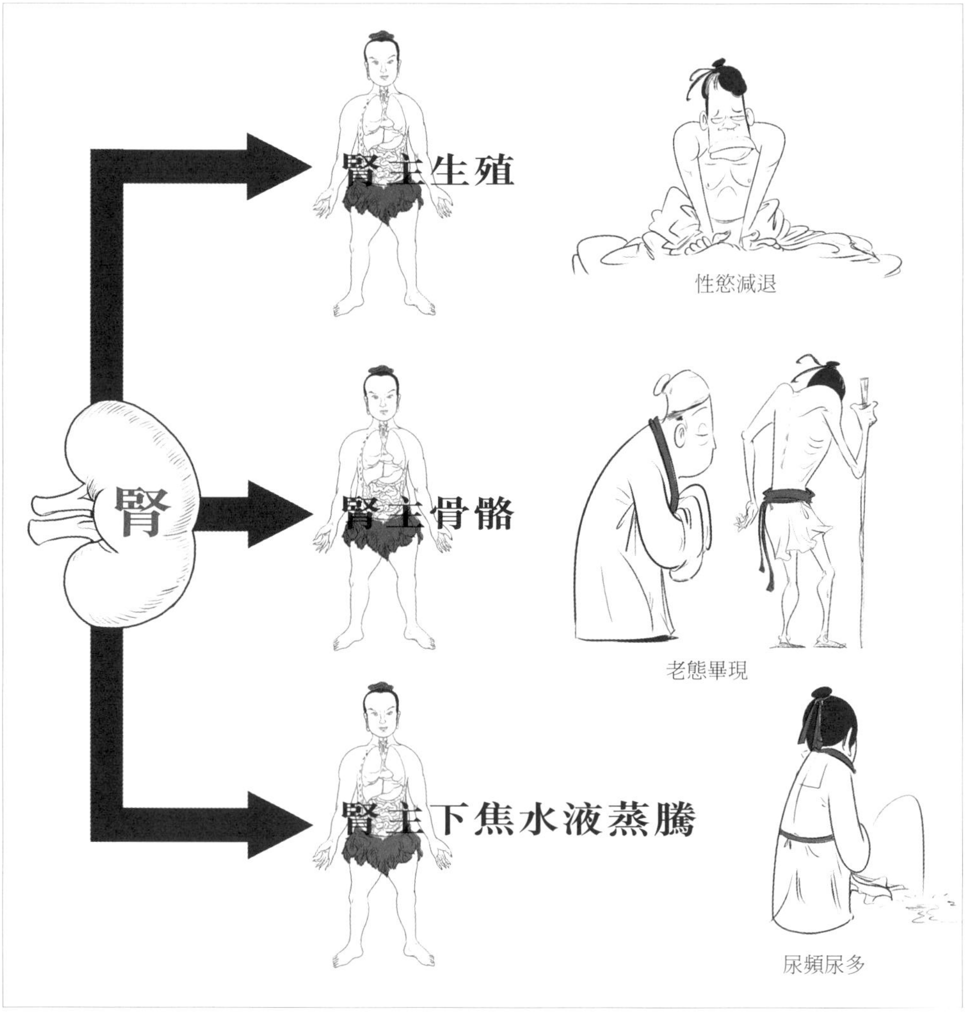

腎

腎主生殖

性慾減退

腎主骨骼

老態畢現

腎主下焦水液蒸騰

尿頻尿多

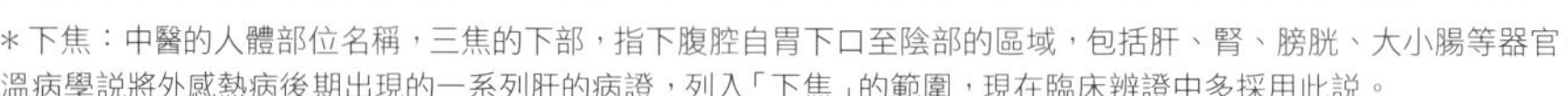
＊下焦：中醫的人體部位名稱，三焦的下部，指下腹腔自胃下口至陰部的區域，包括肝、腎、膀胱、大小腸等器官。溫病學說將外感熱病後期出現的一系列肝的病證，列入「下焦」的範圍，現在臨床辨證中多採用此說。

# 陽虛體質的主要症狀

## 陽虛體質的主要症狀

小便頻，夜尿多，尿液清長

陽氣不足，無力將喝進的水蒸騰氣化，水分多穿腸而過直接尿出去，增加了小便的次數和尿量。無論白天黑夜，小便都比較頻繁。

小孩子頻繁尿床，中年人和青年人經常夜尿，應該考慮是否是陽虛。

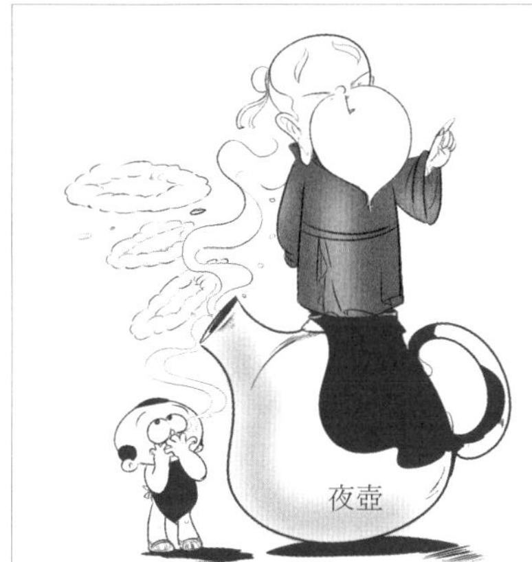
夜壺

陽氣不足，會影響體內水分的蒸騰氣化，喝進來的水多穿腸而過直接尿出去，增加了小便的次數和尿量。

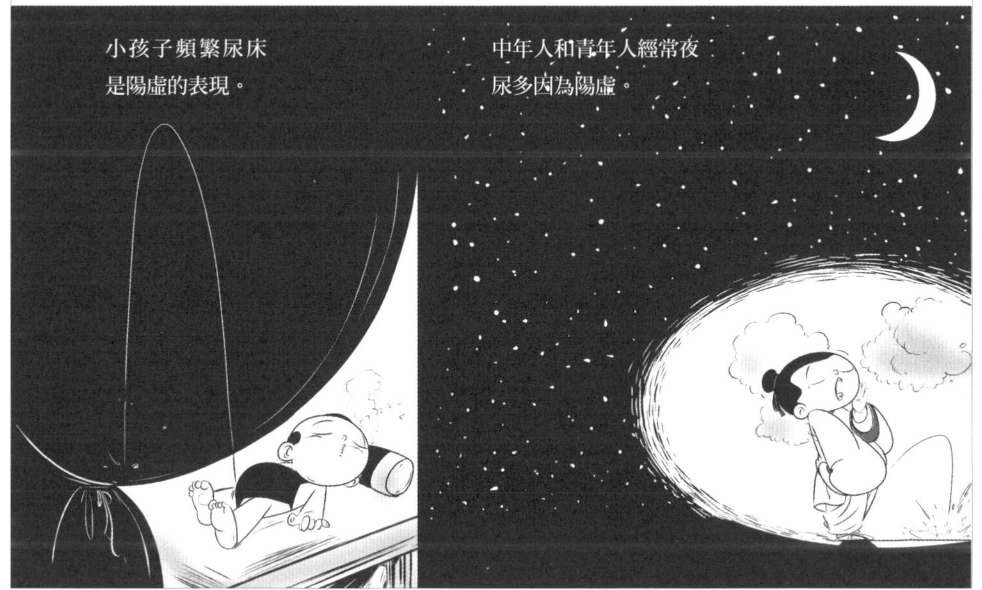
小孩子頻繁尿床
是陽虛的表現。
中年人和青年人經常夜尿多因為陽虛。

# 陽虛體質的主要症狀

## 經常腹瀉

陽氣虛乏，缺少活力，無法將食物徹底轉化為營養吸收掉。因此，陽虛的人容易消化不良，經常拉肚子，尤其易集中在晨起時分，嚴重時吃甚麼拉甚麼，糞便裡能清晰地分辨出食物殘渣的形態。

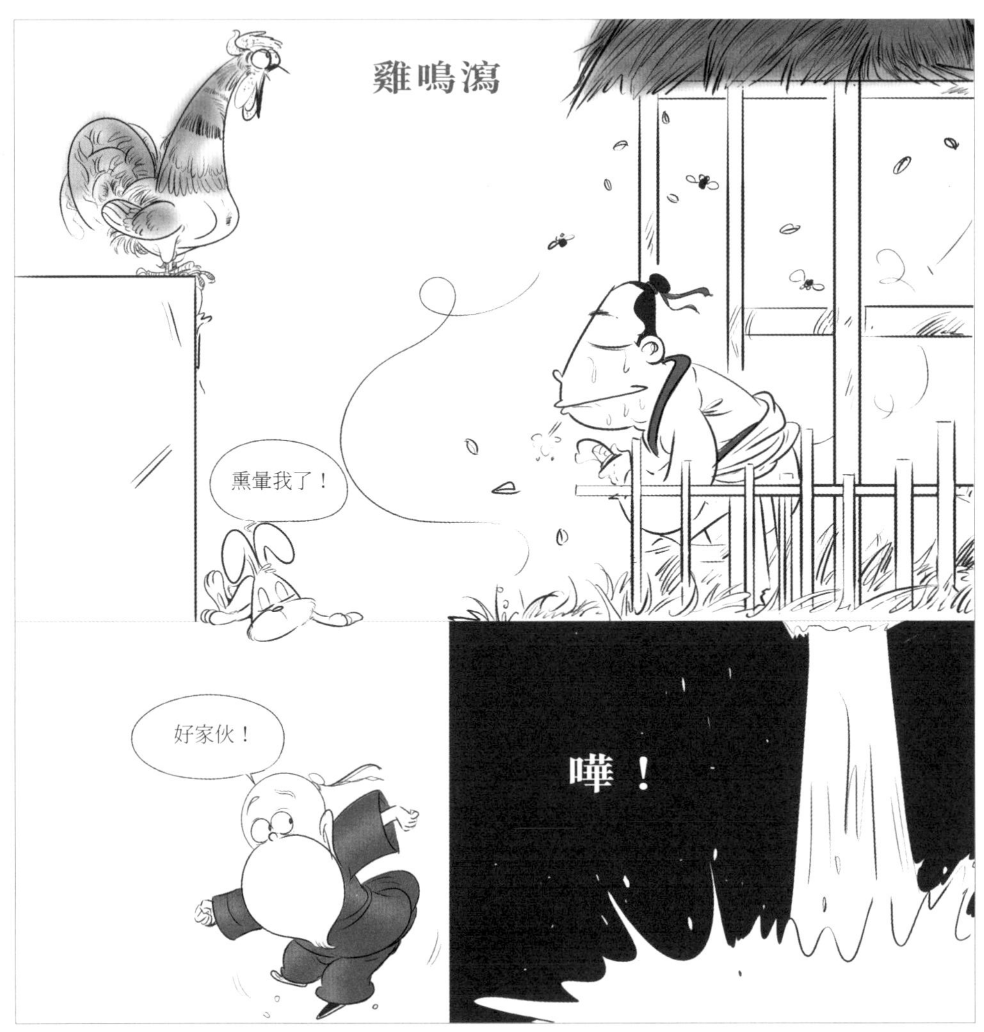
雞鳴瀉
熏暈我了！
好家伙！
嘩！

## 陽虛體質的主要症狀

### 頭髮稀疏、黑眼圈、口唇發暗

腎藏精，精生血，血養髮，腎的健康狀況可以反映在毛髮上，腎陽不足、精血虧損的人易脫髮。腎陽虛會影響到脾胃陽氣，脾陽不足會導致黑眼圈、口唇暗淡。

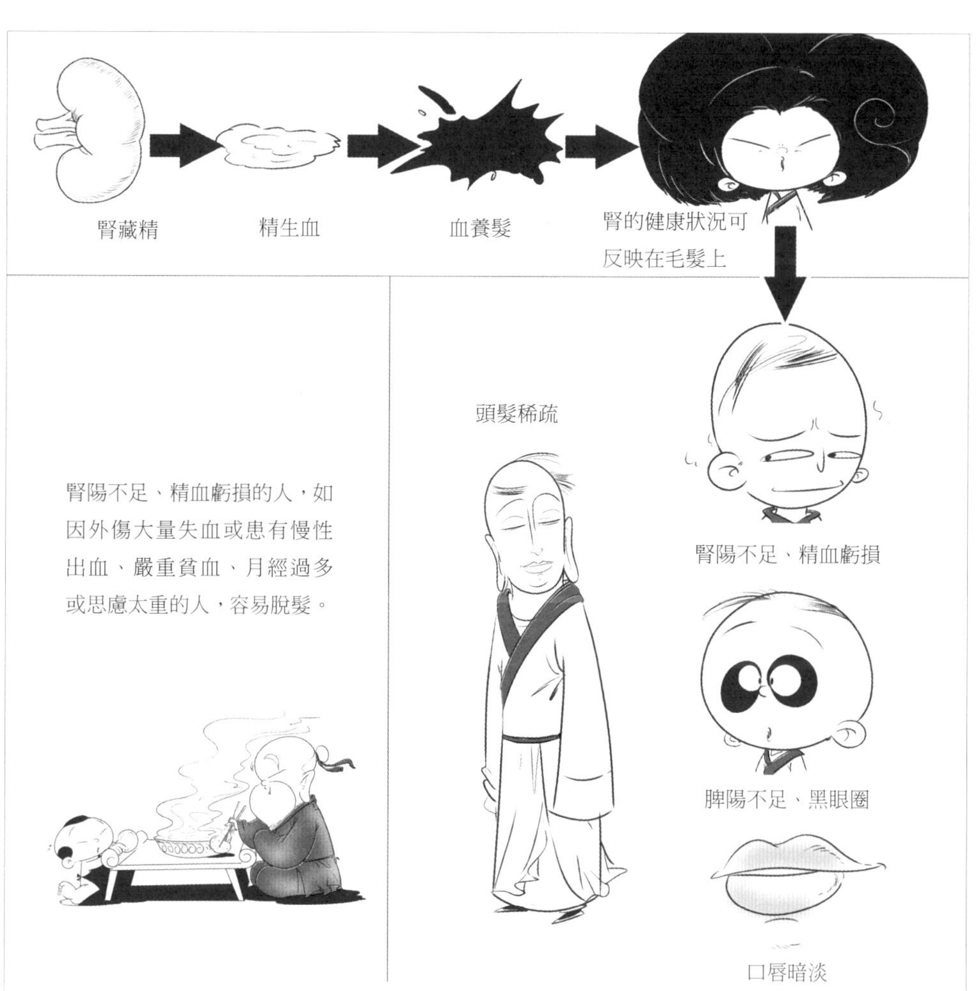
腎藏精
精生血
血養髮
腎的健康狀況可
反映在毛髮上
頭髮稀疏
腎陽不足、精血虧損
腎陽不足、精血虧損的人，如因外傷大量失血或患有慢性出血、嚴重貧血、月經過多或思慮太重的人，容易脫髮。
脾陽不足、黑眼圈
口唇暗淡

## 陽虛體質的主要症狀

### 舌體胖大嬌嫩，脈象沉細

舌體胖大嬌嫩，如同嬰兒的舌頭一樣。

由於陽氣鼓動不足，血行無力，因而脈象沉細，診脈時必須深觸才能探到，而且脈動非常微弱。

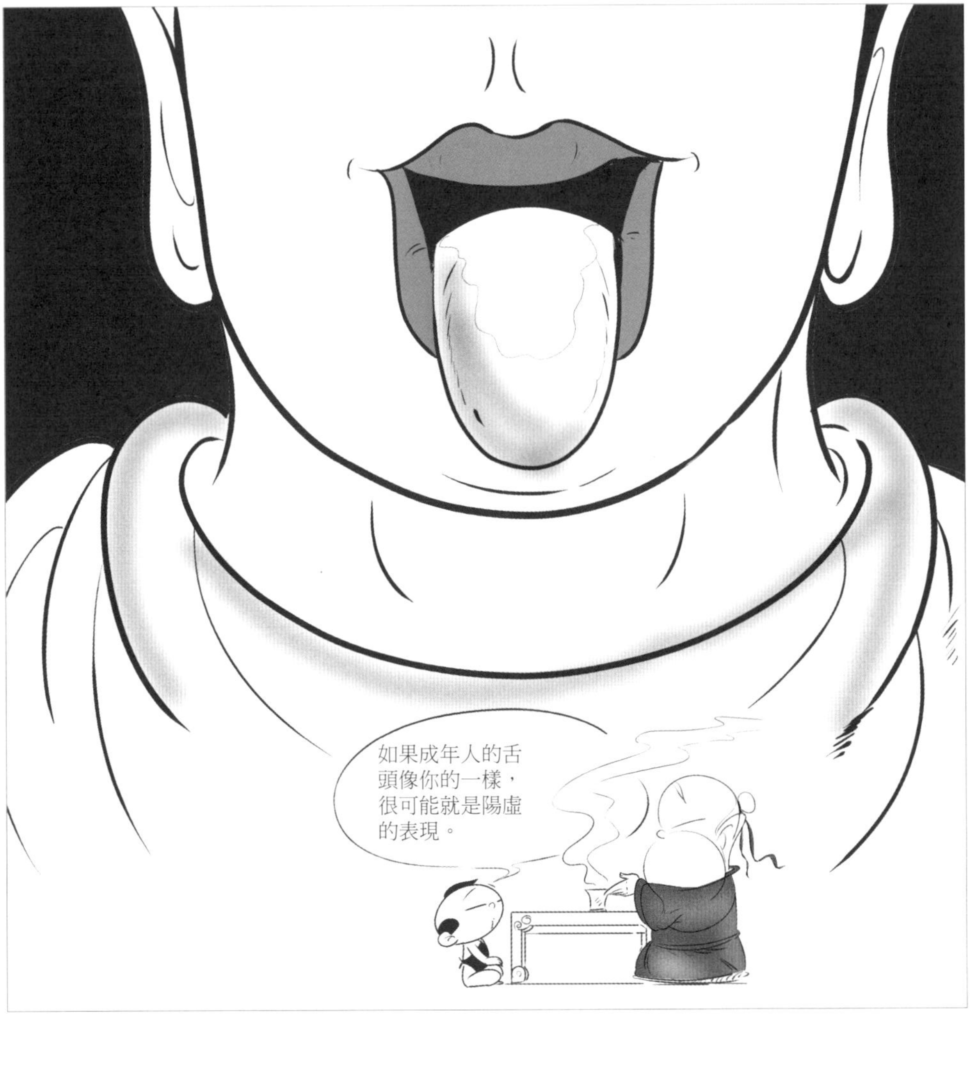

如果成年人的舌頭像你的一樣，很可能就是陽虛的表現。

## 陽虛體質的主要症狀

### 上熱下寒

如果下焦陽氣明顯虛弱，根基不牢，便會上浮呈現在頭面部，而肚臍以下陽虛陰盛，則出現上熱下寒的現象。

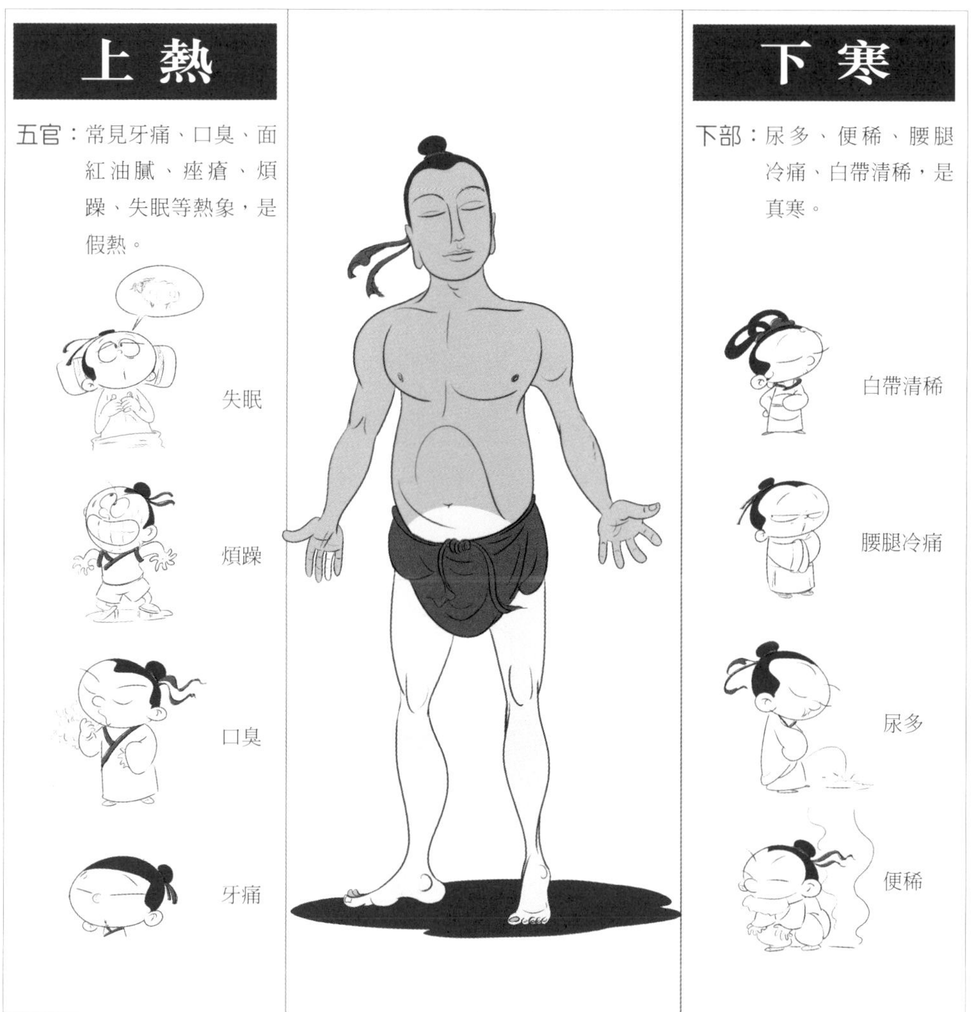

上熱
五官：常見牙痛、口臭、面紅油膩、痤瘡、煩躁、失眠等熱象，是假熱。
失眠
煩躁
口臭
牙痛
下寒
下部：尿多、便稀、腰腿冷痛、白帶清稀，是真寒。
白帶清稀
腰腿冷痛
尿多
便稀

# 陽虛體質的主要症狀

## 情緒低落

陽氣不足，會導致活力缺乏，陽虛的人喜靜不喜動，性格多安靜、沉穩、內斂，但也很容易陷入抑鬱、憂愁、悲傷中無法自拔，尤其在環境惡劣、天氣陰沉時會更加明顯。

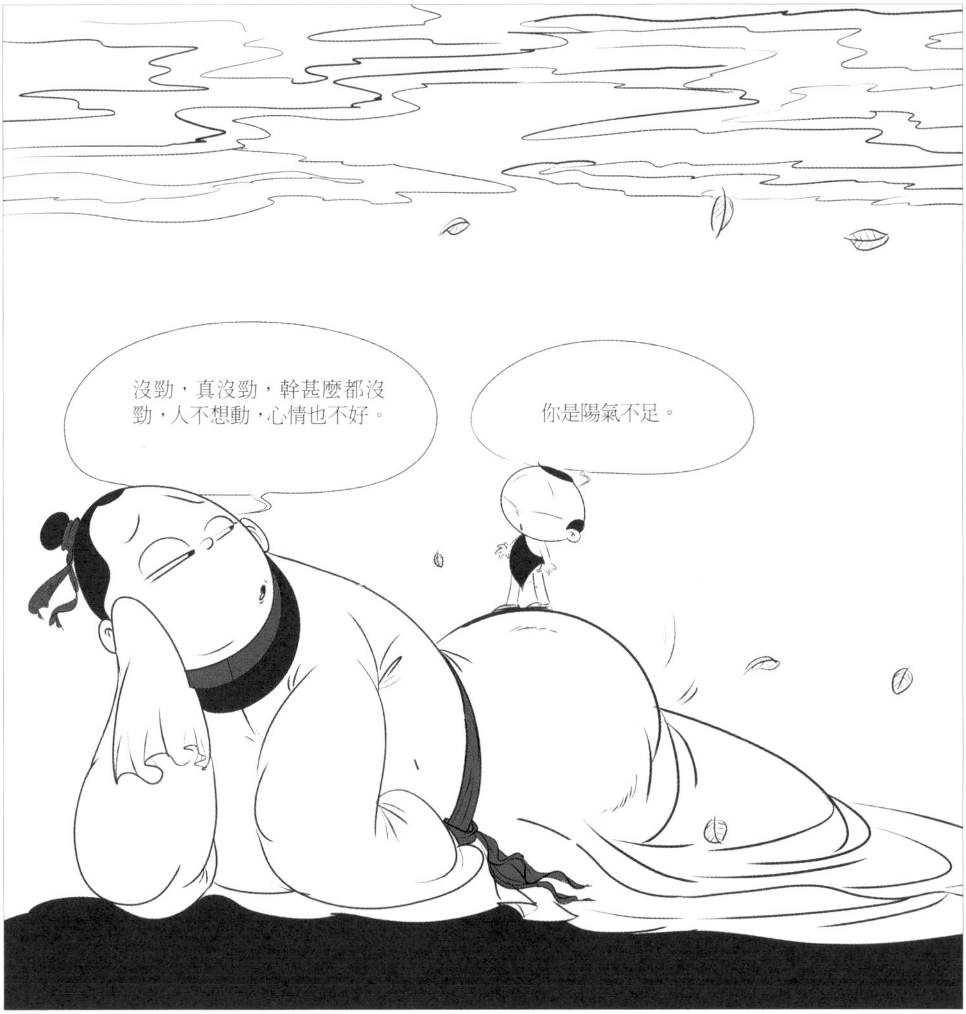

沒勁，真沒勁，幹甚麼都沒勁，人不想動，心情也不好。
你是陽氣不足。

## 導致陽虛體質的原因

體質大部分來自於先天稟賦，但不當的後天養成也會導致陽虛體質。例如，濫用清熱解毒中藥，貪涼，喜食寒涼或涼性食物，長期在寒濕環境中生活、熬夜都會導致或加重陽虛體質。

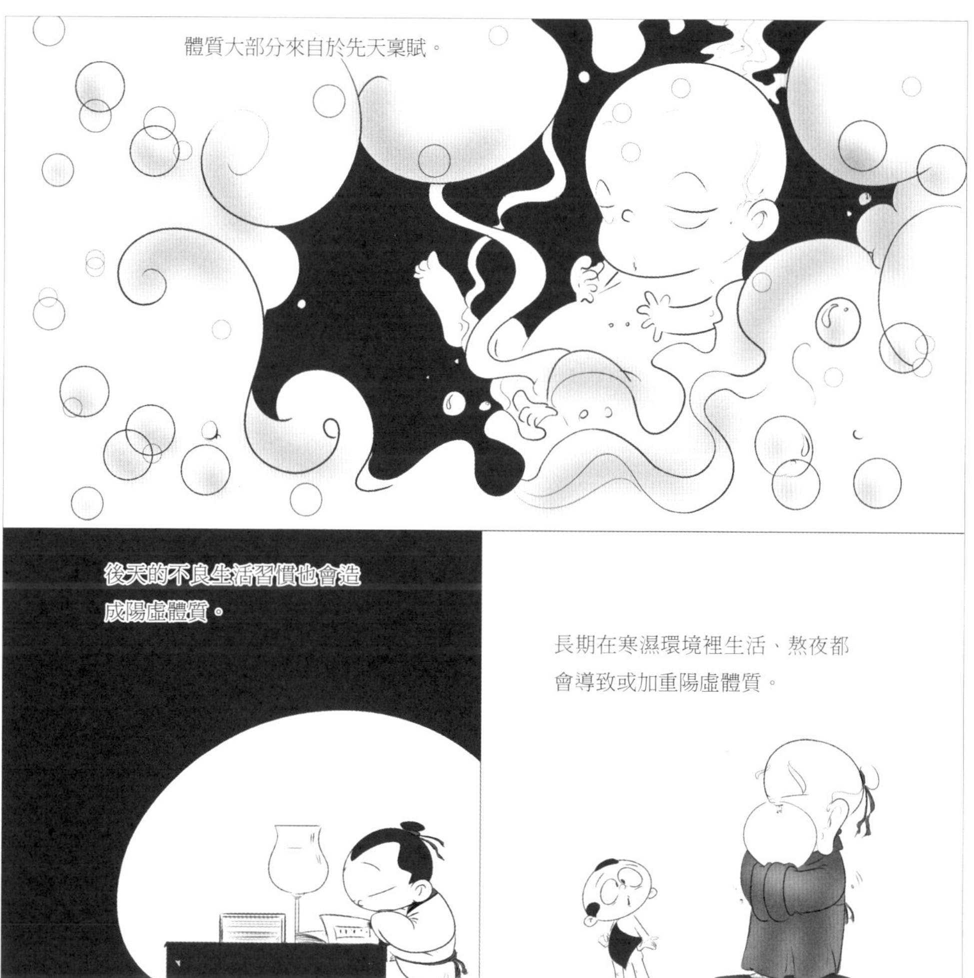
體質大部分來自於先天稟賦。
後天的不良生活習慣也會造成陽虛體質。
長期在寒濕環境裡生活、熬夜都會導致或加重陽虛體質。

# 導致陽虛體質的原因

## 服藥不當

服藥不當，如濫用抗生素、激素類藥、利尿藥，過度使用清熱解毒中藥都會壓制陽氣，加重陽虛體質。

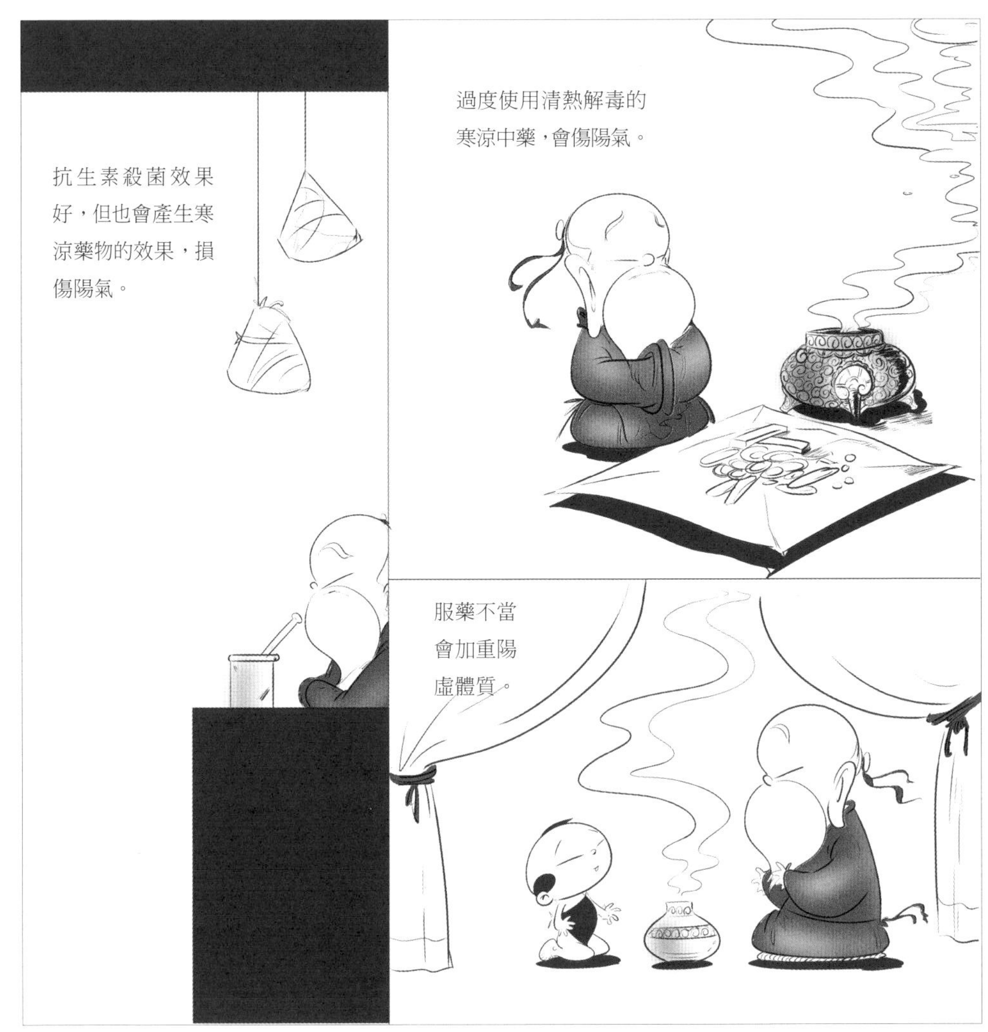

抗生素殺菌效果好，但也會產生寒涼藥物的效果，損傷陽氣。
過度使用清熱解毒的寒涼中藥，會傷陽氣。
服藥不當會加重陽虛體質。

## 導致陽虛體質的原因

### 寒涼飲食

貪食寒冷飲食，容易導致或加重陽虛體質。

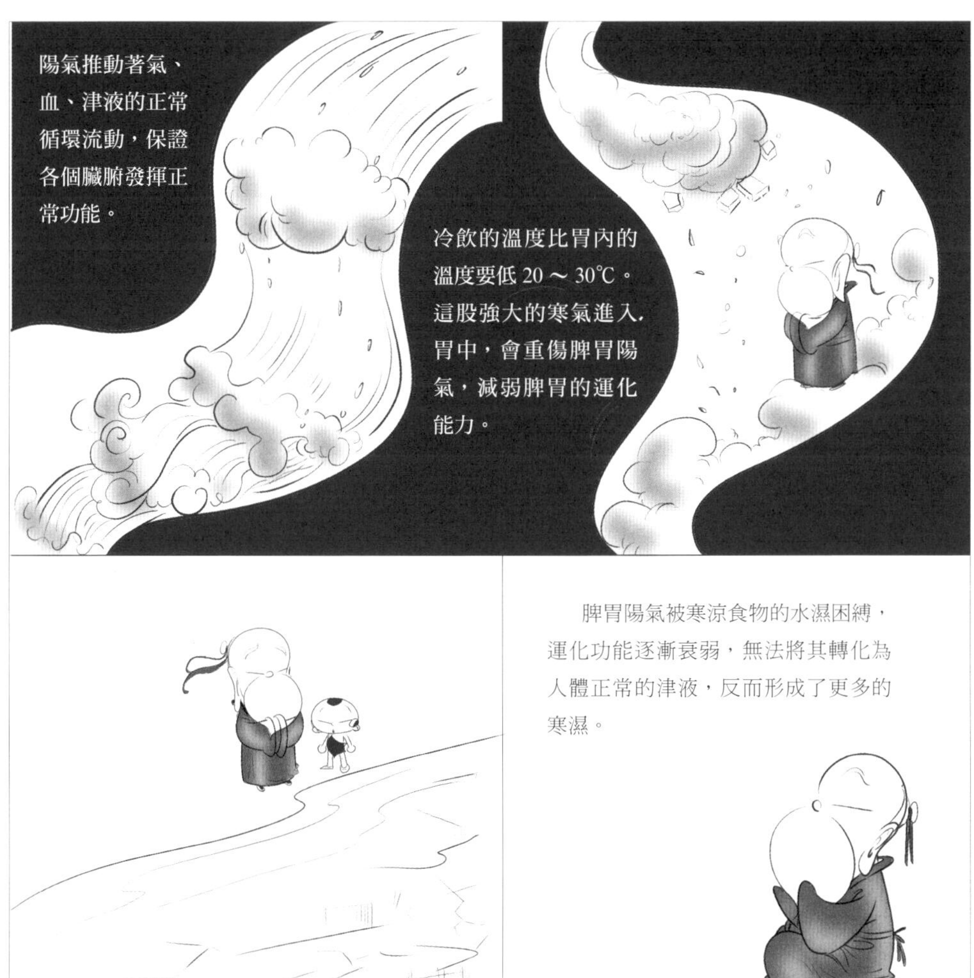

陽氣推動著氣、血、津液的正常循環流動，保證各個臟腑發揮正常功能。
冷飲的溫度比胃內的溫度要低 20 ～ 30℃。這股強大的寒氣進入胃中，會重傷脾胃陽氣，減弱脾胃的運化能力。
脾胃陽氣被寒涼食物的水濕困縛，運化功能逐漸衰弱，無法將其轉化為人體正常的津液，反而形成了更多的寒濕。

## 導致陽虛體質的原因

### 長期熬夜

人生活在天地間，要順應陰陽，順應自然，順應四時。白天陽氣盛，陰氣衰；夜晚陰氣重，陽氣收斂，人在夜晚就應該及時休息，收斂陽氣，修復陽氣，為第二天的活動做準備。

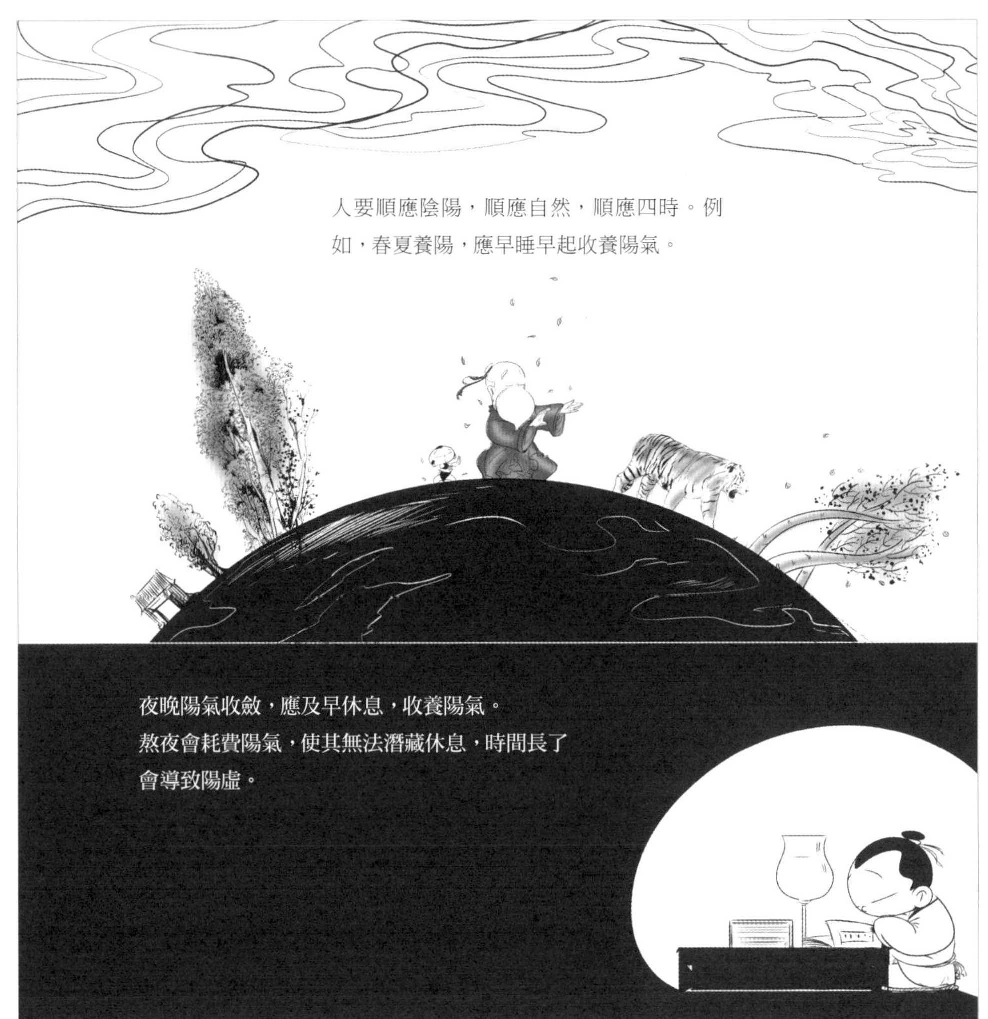
人要順應陰陽，順應自然，順應四時。例如，春夏養陽，應早睡早起收養陽氣。
夜晚陽氣收斂，應及早休息，收養陽氣。熬夜會耗費陽氣，使其無法潛藏休息，時間長了會導致陽虛。

## 陽虛體質易患疾病

陽虛體質的人容易患肥胖、痹證 *、骨質疏鬆等證。

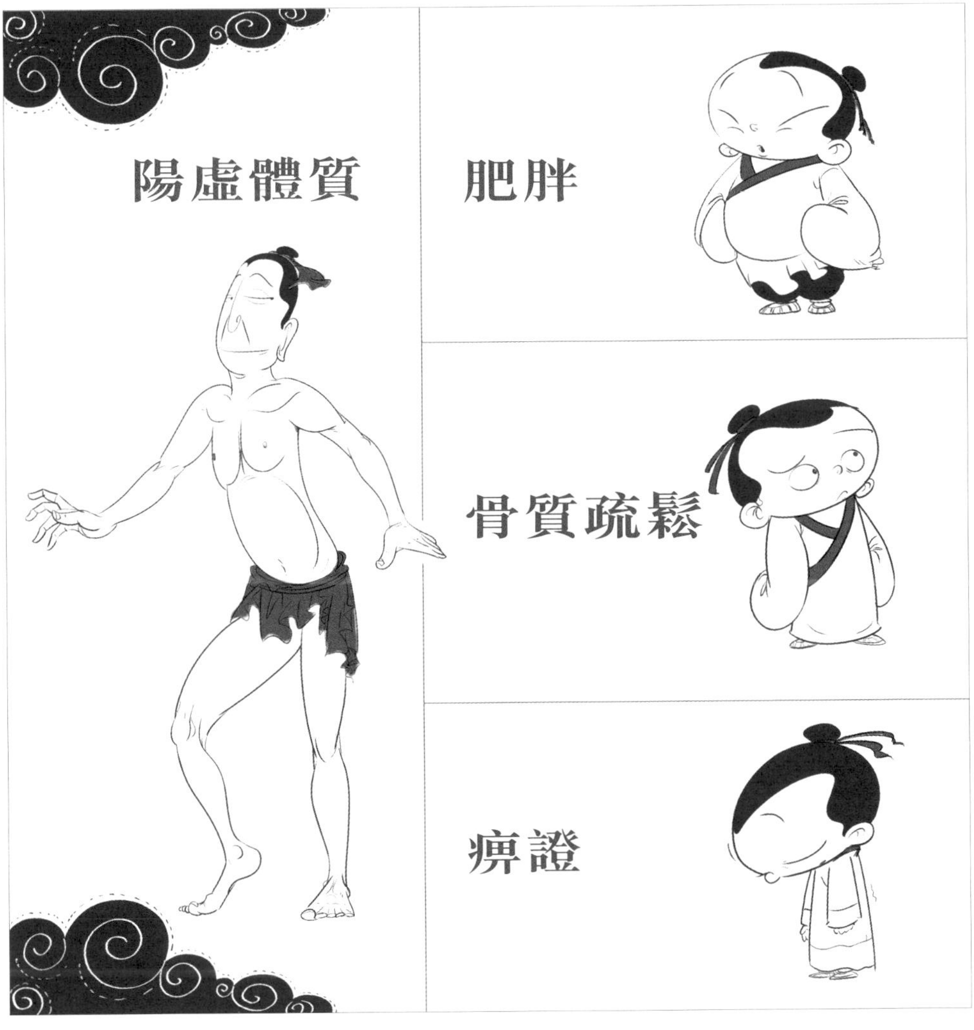

陽虛體質

肥胖

骨質疏鬆

痹證

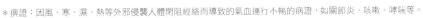

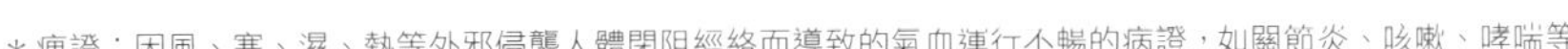
* 痹證：因風、寒、濕、熱等外邪侵襲人體閉阻經絡而導致的氣血運行不暢的病證，如關節炎、咳嗽、哮喘等。

## 陽虛體質易患疾病

### 肥胖

陽虛的人體內陰液偏盛，容易內生濕邪。濕邪的困縛會使脾的運化功能減弱，無法徹底運化食物，如果這個人胃口還很好，就會出現肥胖。

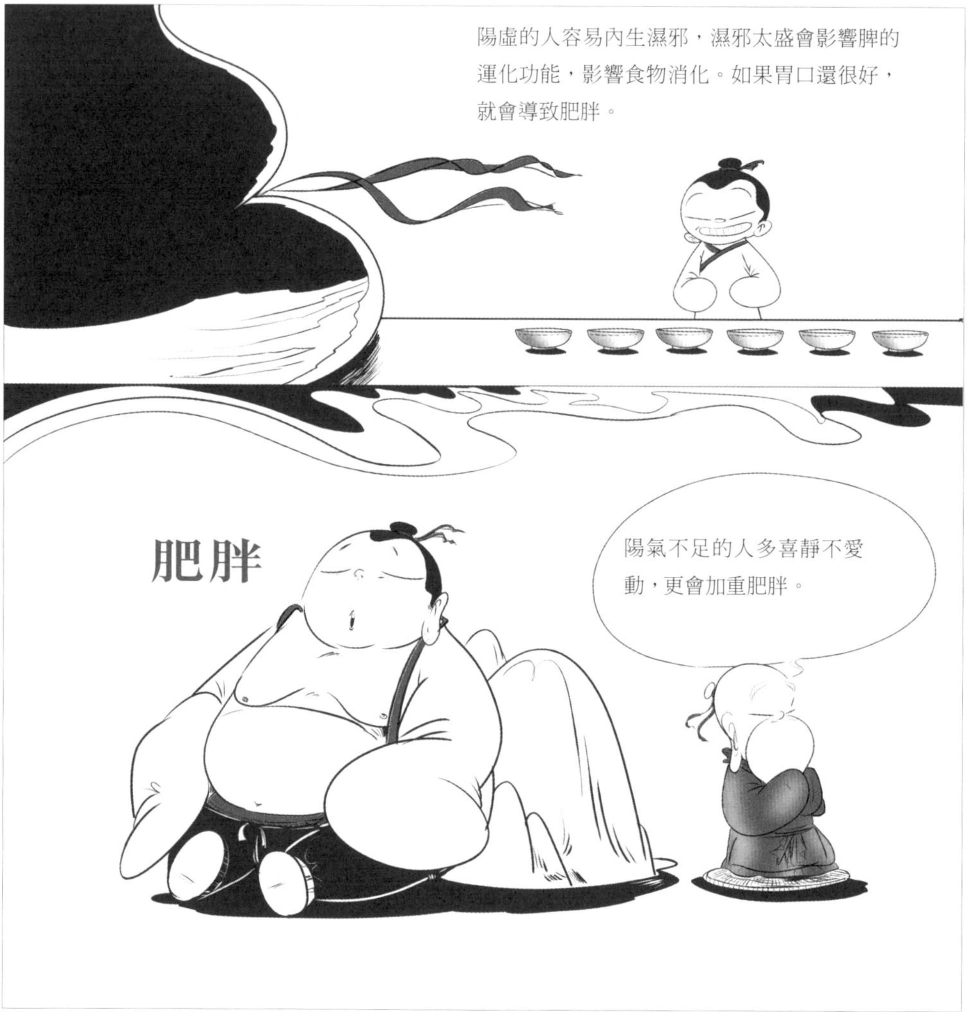

陽虛的人容易內生濕邪，濕邪太盛會影響脾的運化功能，影響食物消化。如果胃口還很好，就會導致肥胖。

肥胖

陽氣不足的人多喜靜不愛動，更會加重肥胖。

# 陽虛體質易患疾病

## 痹證

體內陽氣虛衰，外部的風寒濕氣會沖破陽氣的阻擋，進入體內，阻滯血脈經絡，使其不通暢。關節炎、類風濕、咳嗽、哮喘、慢性腸炎、腹瀉、男性陽痿、女性痛經等病證都屬於痹證。

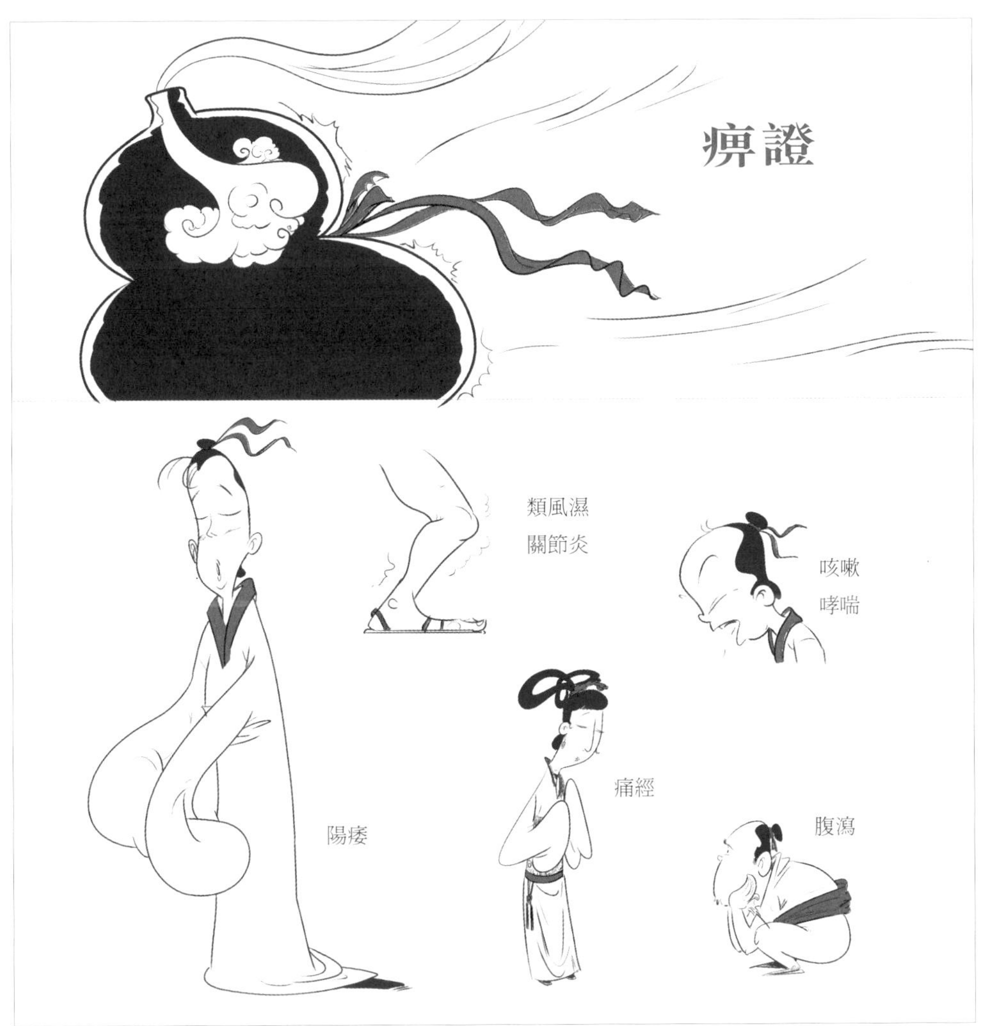
痹證
類風濕
關節炎
咳嗽
哮喘
痛經
陽痿
腹瀉

# 陽虛體質易患疾病

## 骨質疏鬆

腎主骨。腎陽虛弱會影響骨骼的堅實程度，到了中老年容易患骨質疏鬆。

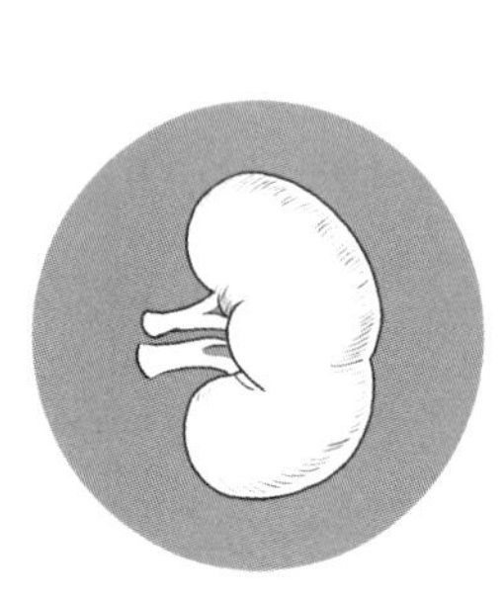

腎藏精，主管骨髓的生發。如果腎精充足，那麼骨骼會得到很好的營養而變得堅韌牢固；如果腎精不足就會導致骨質疏鬆。

**骨質疏鬆**

骨頭疼痛

彎腰駝背

易骨折

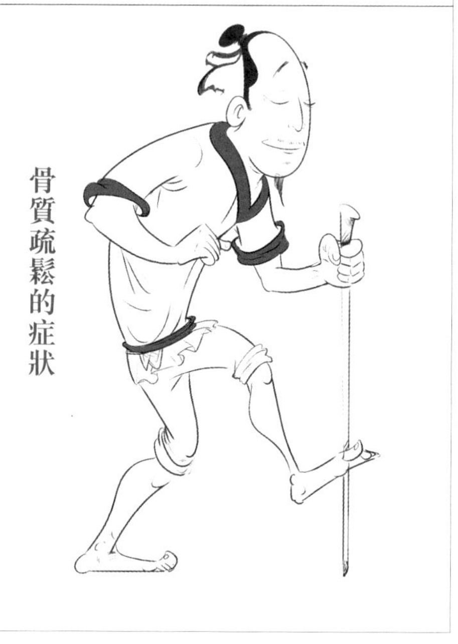
骨質疏鬆的症狀

# 陽虛體質的調養

## 調養原則——不傷陽氣

飲食上應忌食生冷，宜食溫熱食物；起居上要注意保暖，多做適宜的活動，少熬夜，不宜久居於潮濕寒冷的環境中；季節變換時要注意夏不貪涼，冬季溫補。

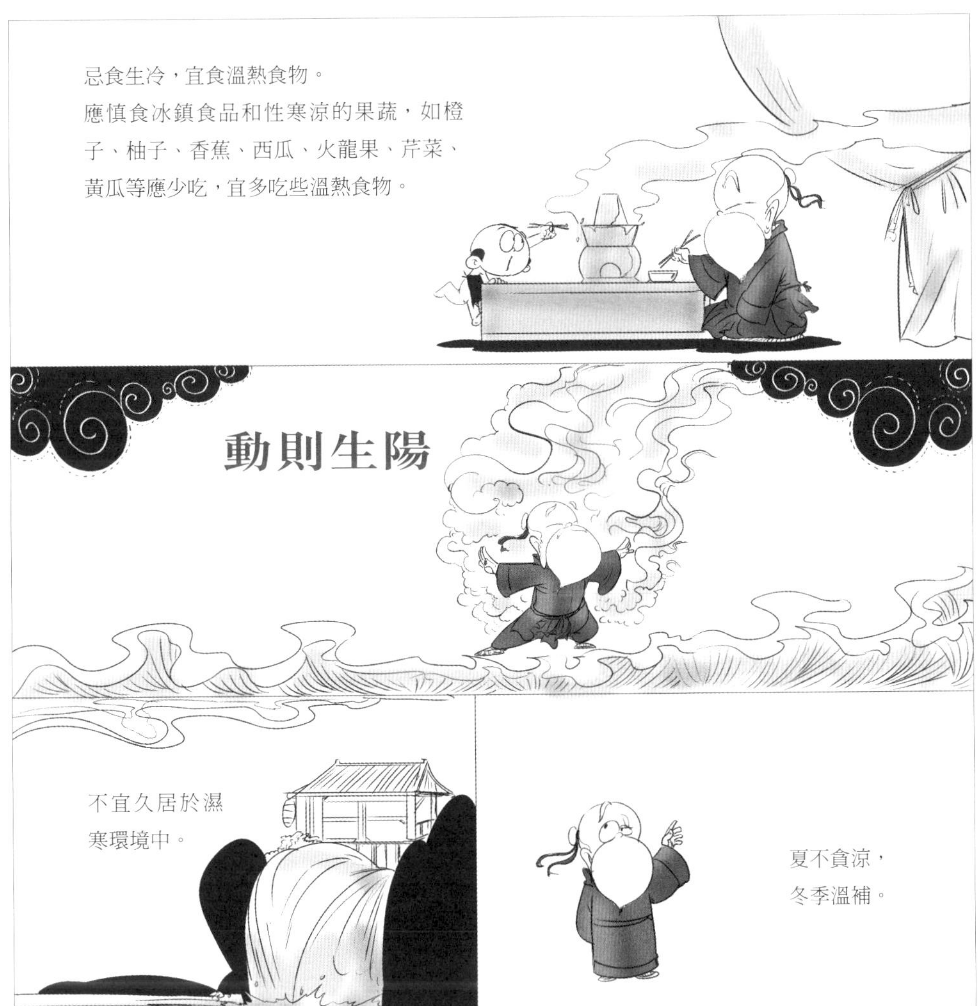
忌食生冷，宜食溫熱食物。
應慎食冰鎮食品和性寒涼的果蔬，如橙子、柚子、香蕉、西瓜、火龍果、芹菜、黃瓜等應少吃，宜多吃些溫熱食物。
動則生陽
不宜久居於濕寒環境中。
夏不貪涼，冬季溫補。

# 陰虛體質

氣為陽，水為陰。陰虛主要體現在陰液虧虛，所以陰虛體質的人會表現出「乾」和「燥」的特點。

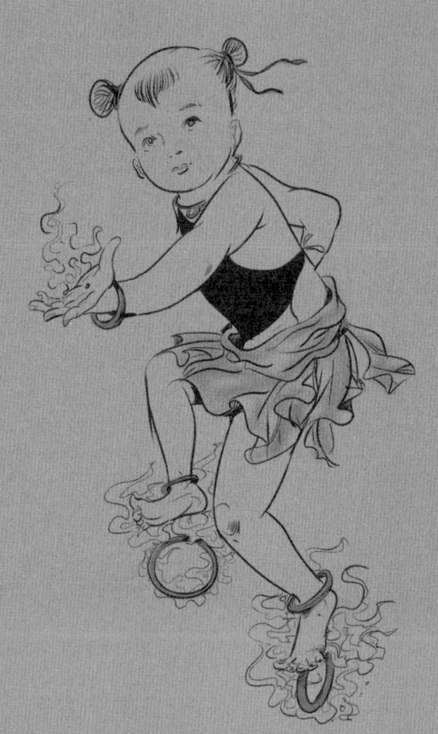

## 陰虛

人體陰陽調和平衡，身體才會健康。津液屬陰，如果津液虧虛，就會導致陰分不足而陽氣亢盛，陰衰陽盛，久而久之，導致陰虛體質。

陰虛體質因陰液虧虛而導致火旺，所以陰虛常伴隨著內熱。

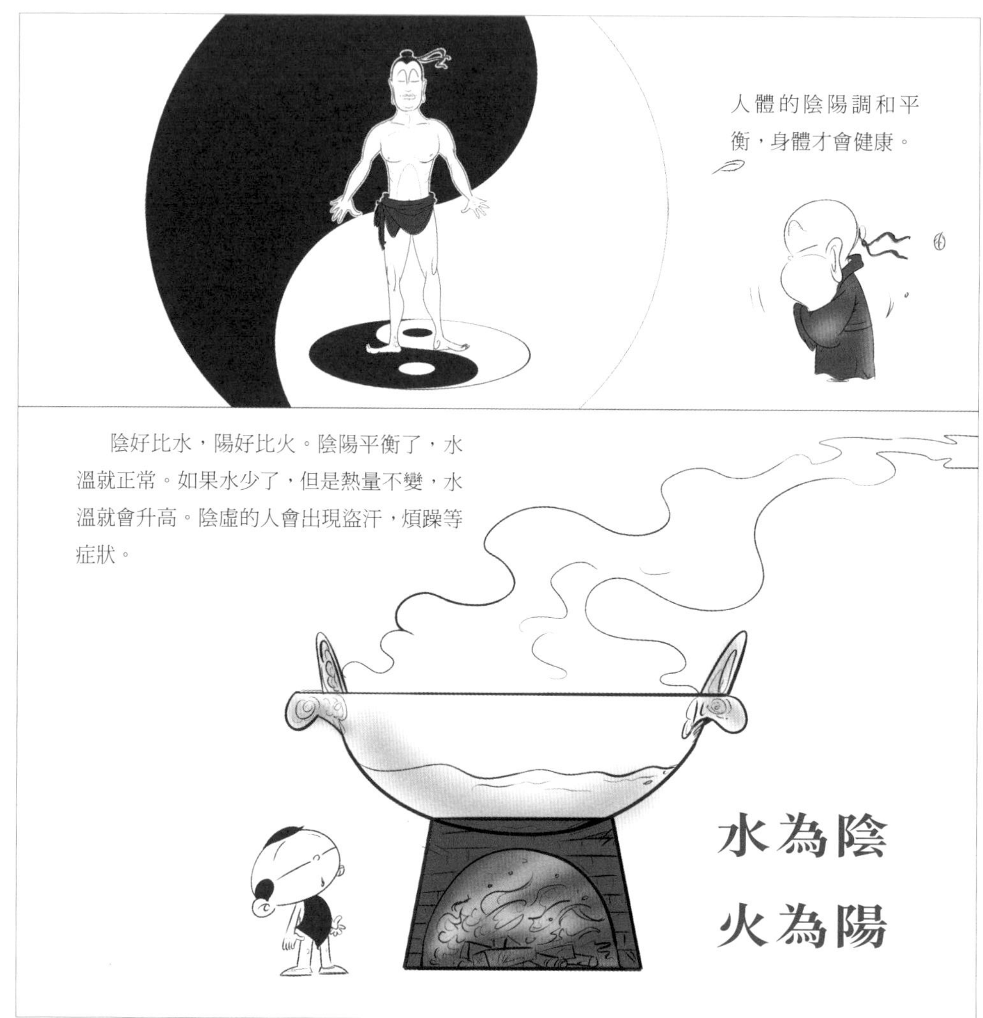
人體的陰陽調和平衡，身體才會健康。
陰好比水，陽好比火。陰陽平衡了，水溫就正常。如果水少了，但是熱量不變，水溫就會升高。陰虛的人會出現盜汗，煩躁等症狀。
水為陰
火為陽

## 陰虛體質的主要症狀

### 主要特點

主要特點是「乾」且「燥」。

水，既可以濡養身體臟腑，也可以制衡陽熱。如果陰虛缺水，會出現無法濡潤、體內「上火」的狀況。

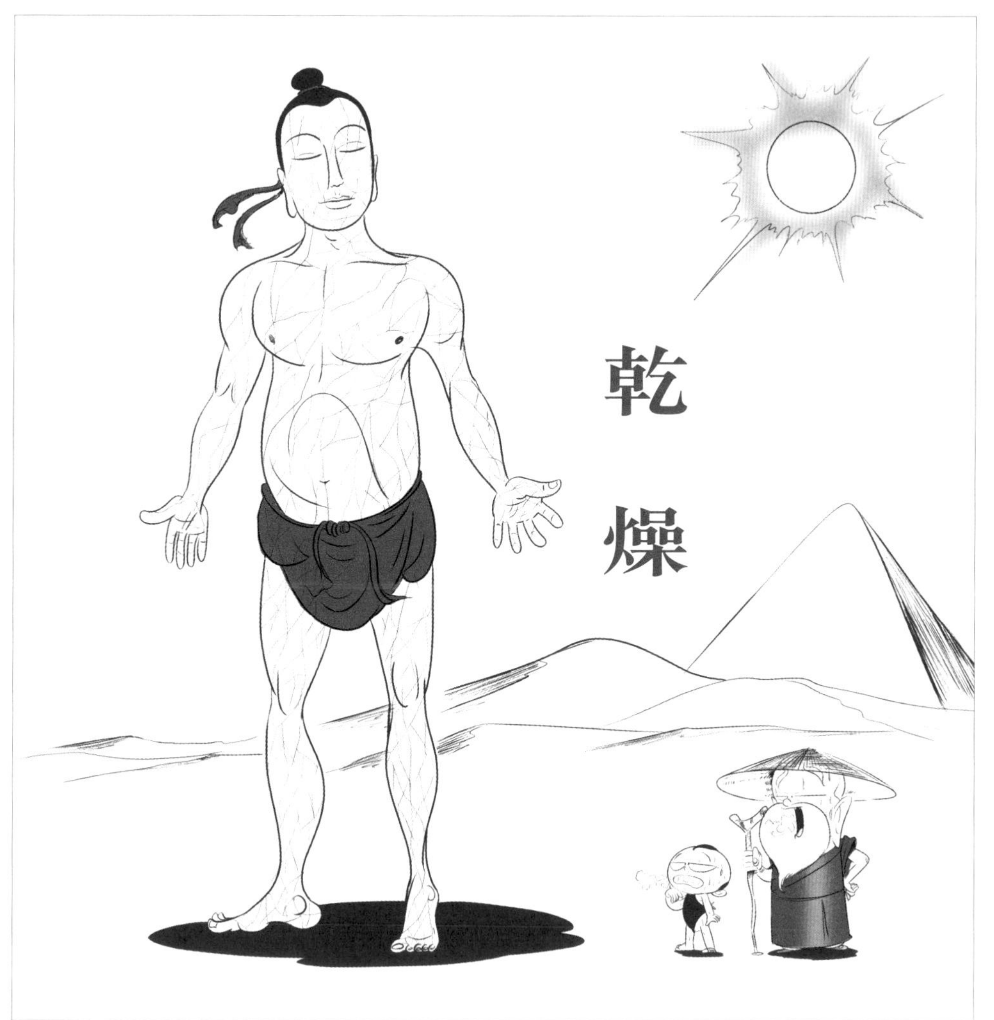
乾
燥

## 陰虛體質的主要症狀

### 具體表現

形體消瘦，皮膚乾燥；耳鳴，眼睛乾澀，口唇紅且乾，咽喉乾燥，陰道乾澀；手心、腳心、心口發熱，心躁不寧，而體溫卻是正常的；情緒波動大，易興奮煩躁，精力足但缺少韌性和恆心；尿少，尿黃，大便乾結；胃火旺，食慾好，但乾吃不胖。

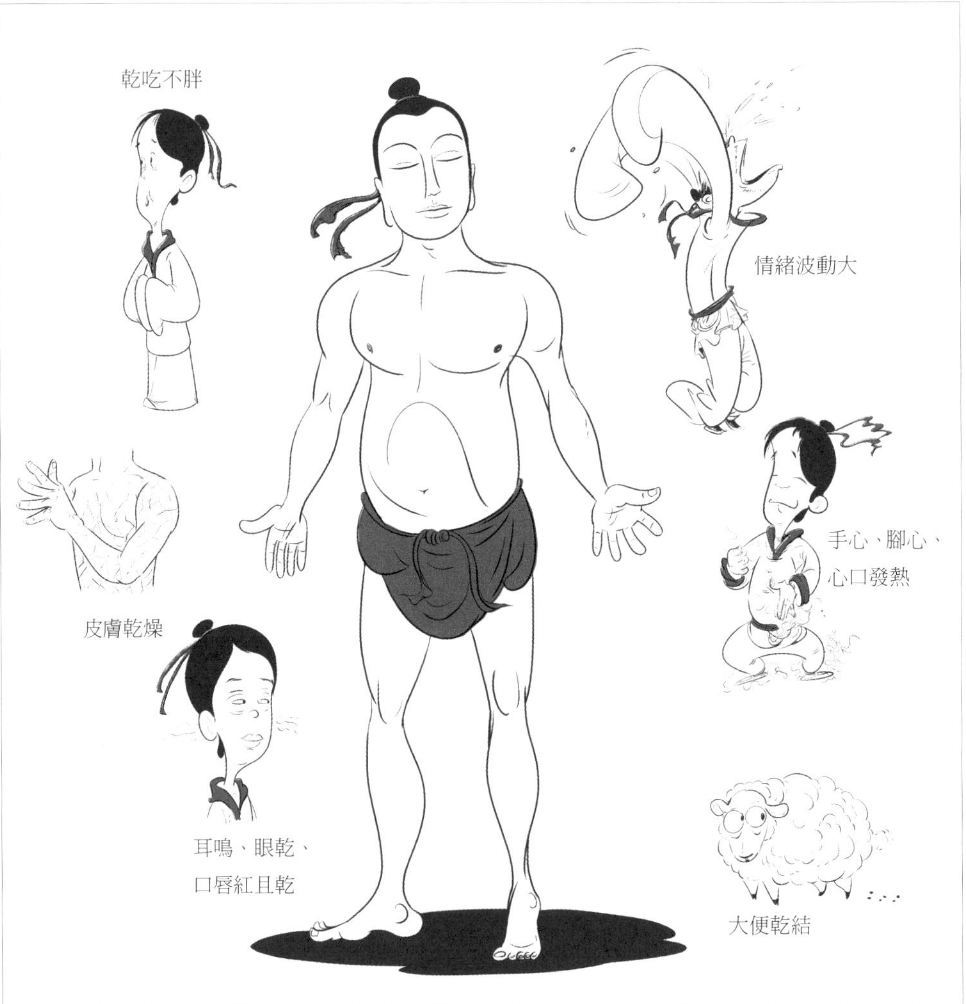

乾吃不胖
情緒波動大
皮膚乾燥
手心、腳心、
心口發熱
耳鳴、眼乾、
口唇紅且乾
大便乾結



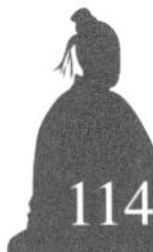

## 導致陰虛體質的原因

父母遺傳是導致陰虛體質的最主要原因。

情緒長期壓抑，鬱結成內火，向身體內部燃燒，消耗陰液，也會形成陰虛體質。

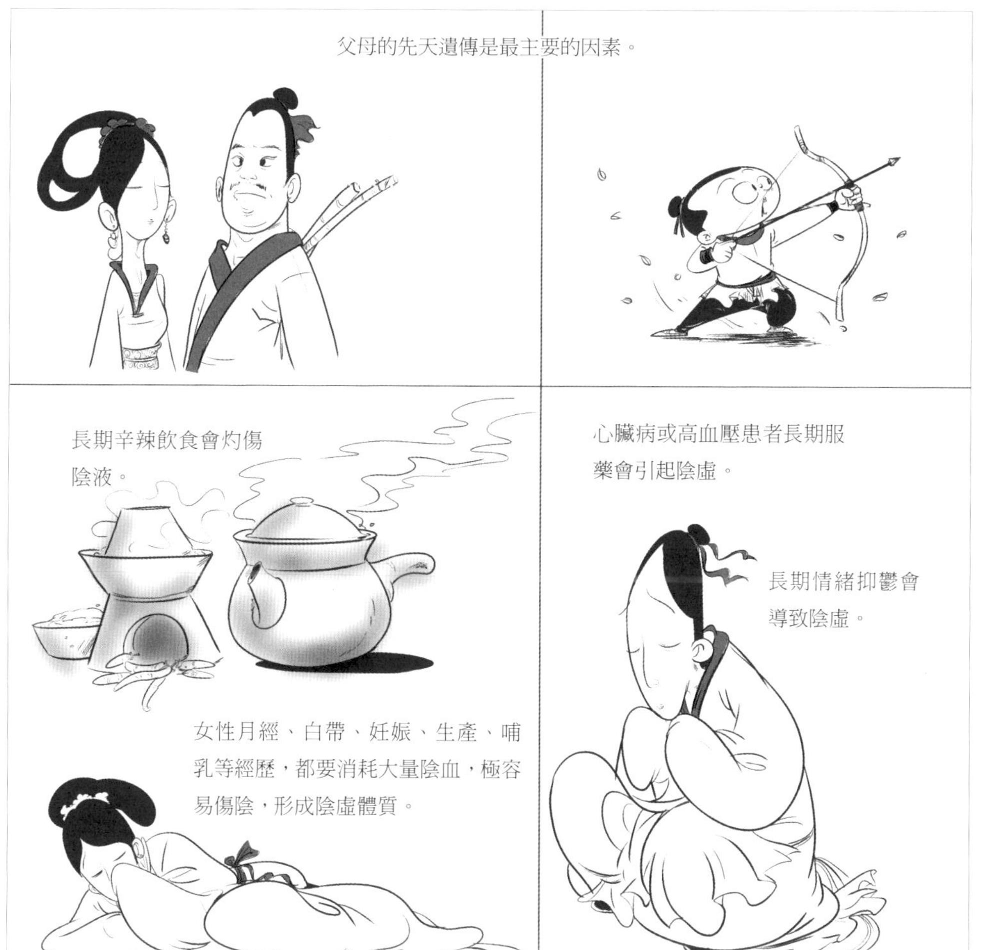
父母的先天遺傳是最主要的因素。
長期辛辣飲食會灼傷陰液。
心臟病或高血壓患者長期服藥會引起陰虛。
長期情緒抑鬱會導致陰虛。
女性月經、白帶、妊娠、生產、哺乳等經歷，都要消耗大量陰血，極容易傷陰，形成陰虛體質。

## 陰虛體質易患疾病

陰虛體質的人易患結核病、腫瘤、代謝疾病、便秘、閉經等病證。

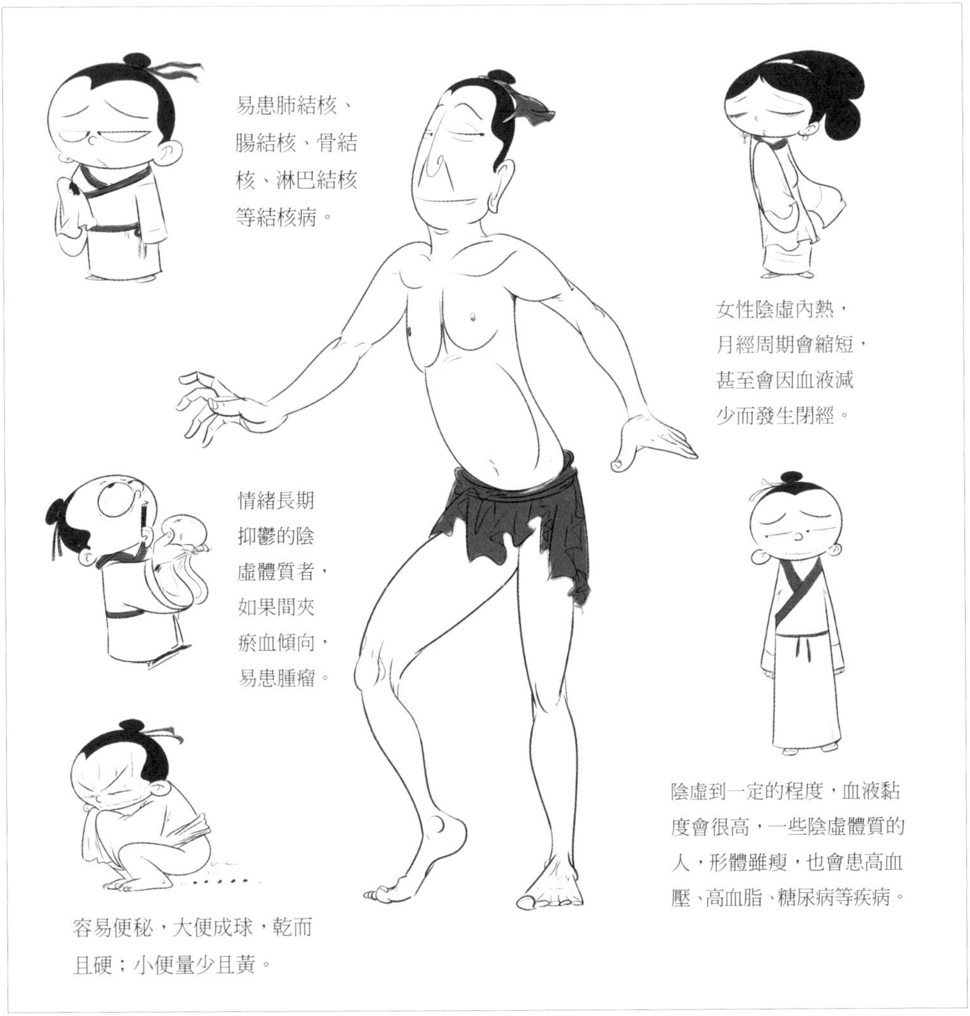

易患肺結核、腸結核、骨結核、淋巴結核等結核病。

女性陰虛內熱，月經周期會縮短，甚至會因血液減少而發生閉經。

情緒長期抑鬱的陰虛體質者，如果間夾瘀血傾向，易患腫瘤。

陰虛到一定的程度，血液黏度會很高，一些陰虛體質的人，形體雖瘦，也會患高血壓、高血脂、糖尿病等疾病。

容易便秘，大便成球，乾而且硬；小便量少且黃。

# 陰虛體質的調養

## 調養原則——鎮靜安神

行動和思慮都是陽氣活動的過程，在消耗陽氣的同時也在消耗陰液。中醫認為，「靜能生水」，改變陰虛體質最好的方法是儘量避免陰液消耗。

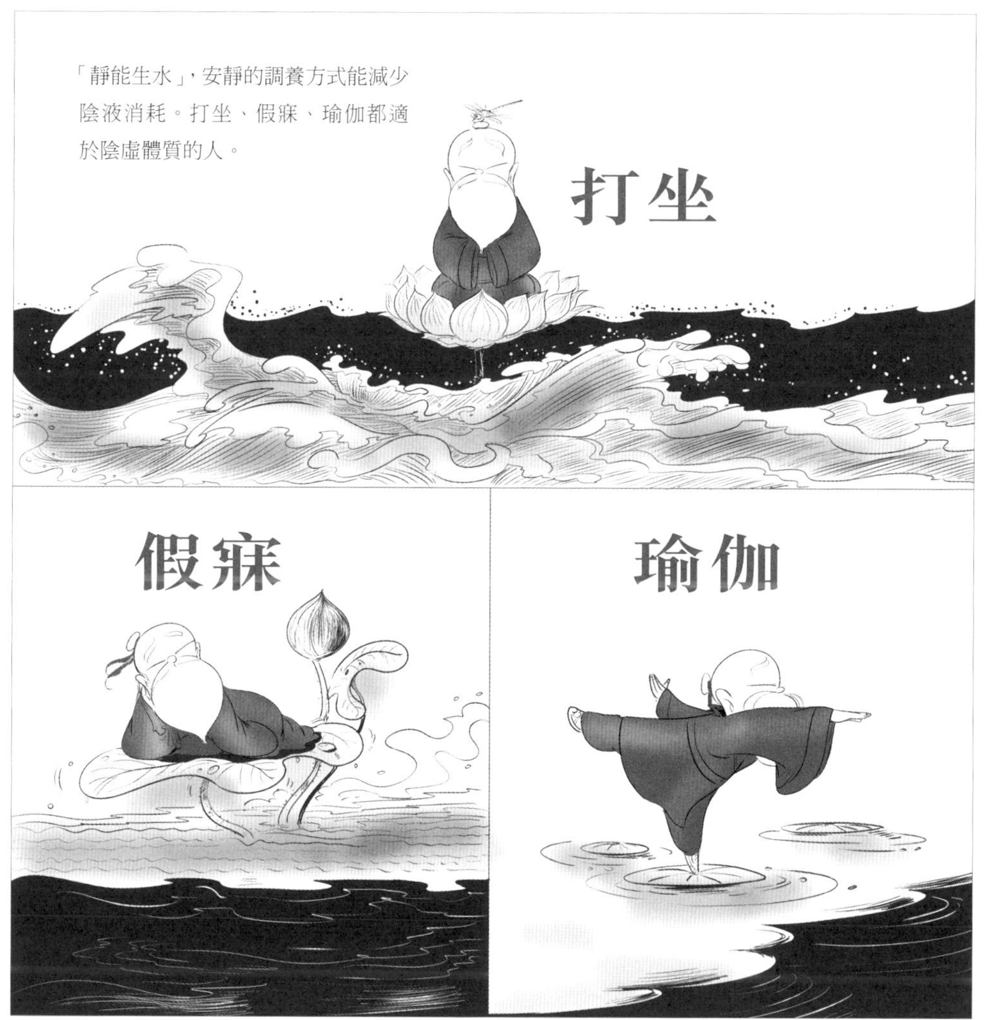
「靜能生水」，安靜的調養方式能減少陰液消耗。打坐、假寐、瑜伽都適於陰虛體質的人。
打坐
假寐
瑜伽

# 氣虛體質

人體的氣主要來自腎中元氣、脾化生的水穀精微之氣、肺吸入的自然清氣。氣虛會引起臟腑功能低下，尤其是脾肺功能的虛弱。

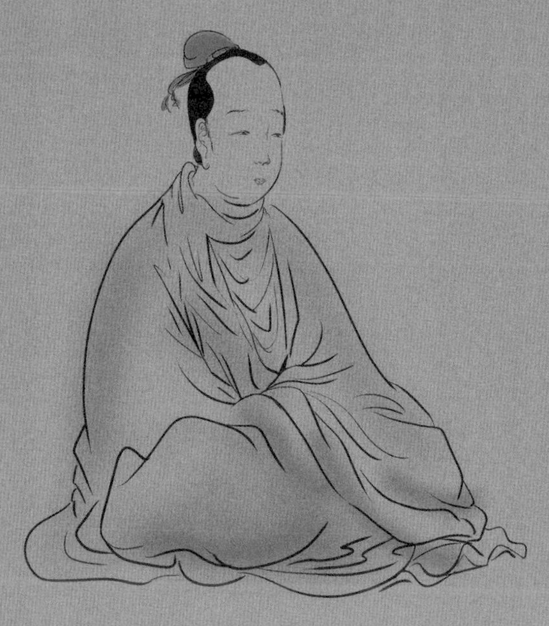

## 氣從何處來

氣，屬陽，是維持人體生命活動的動力。它主要來自腎中的精氣、脾胃吸收的水穀精氣、肺吸入的新鮮空氣。

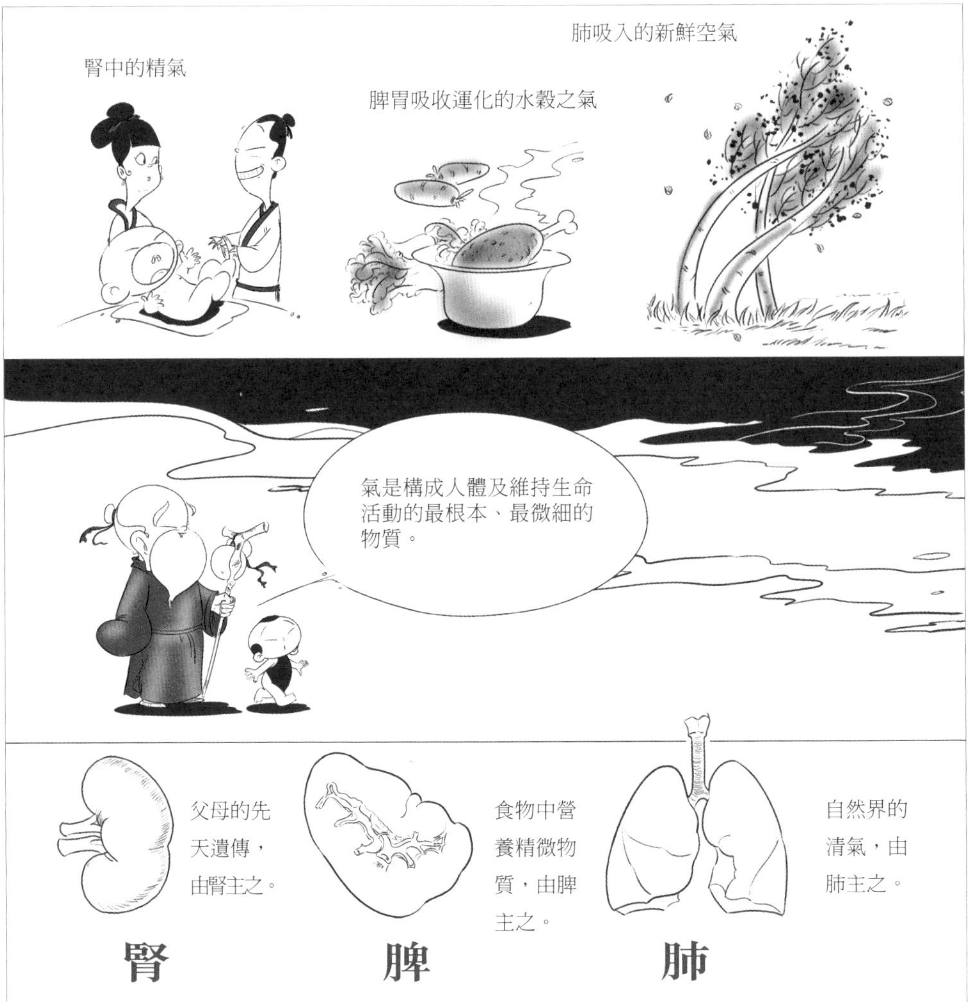

腎中的精氣

脾胃吸收運化的水穀之氣

肺吸入的新鮮空氣

氣是構成人體及維持生命活動的最根本、最微細的物質。

父母的先天遺傳，由腎主之。

食物中營養精微物質，由脾主之。

自然界的清氣，由肺主之。

腎　脾　肺

## 氣分哪幾類

氣因位置和功能的不同，可分為元氣、宗氣、營氣、衛氣。

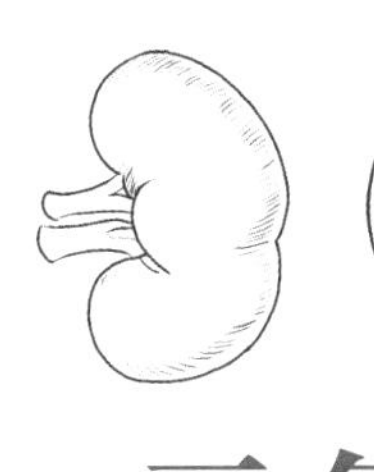

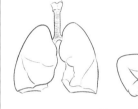

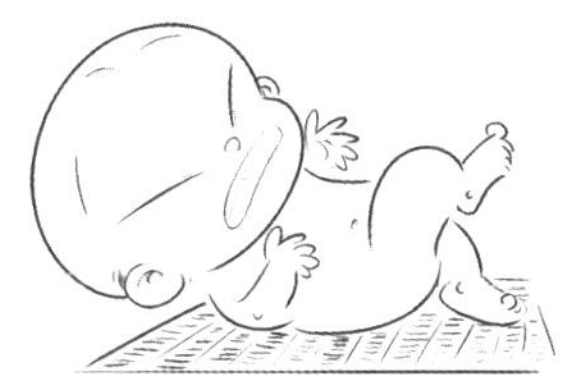

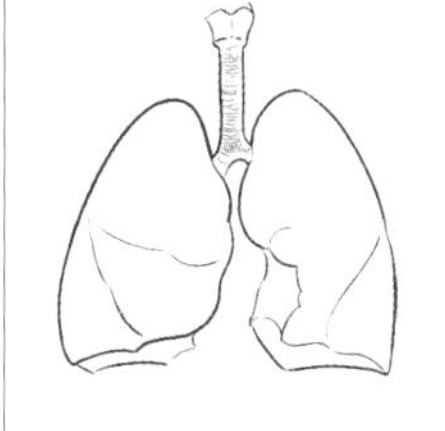

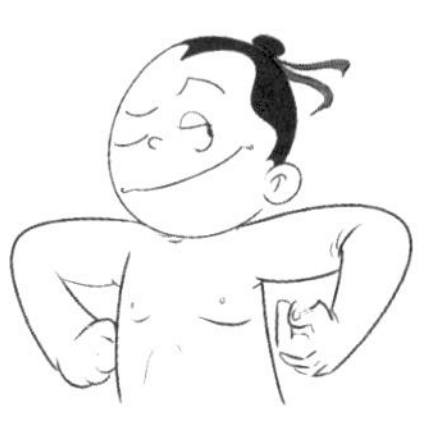

### 元氣

來自先天，藏於腎中，靠後天精氣充養，是維持生命活動的基本物質和原動力。主要功能是促進生長發育，激發組織、器官的生理功能。

### 宗氣

由肺吸入的自然清氣與脾胃化生的水穀精氣結合而成，積聚在胸中，灌注於心、肺。出喉嚨而司呼吸，灌心脈而行氣血。

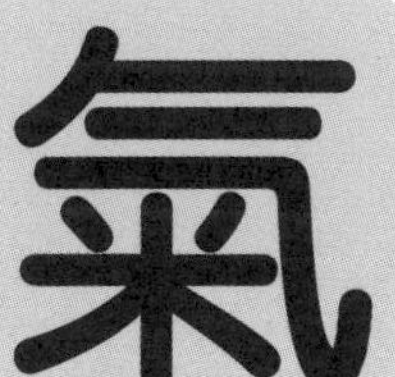

### 氣

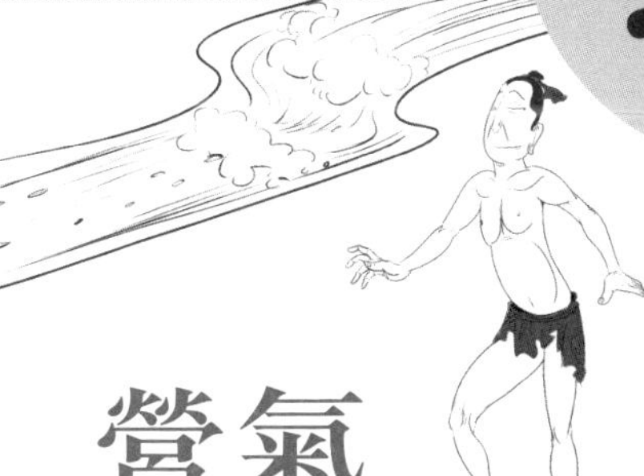

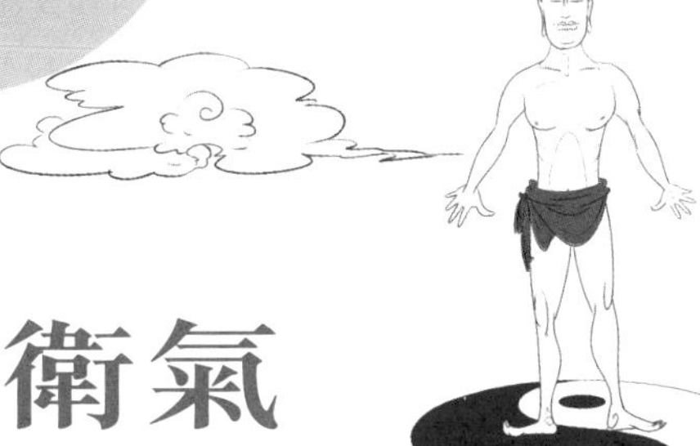

### 營氣

水穀精微所化生的精氣，行於脈內，具有化生血液、營養周身的功能。

### 衛氣

由水穀精微化生的悍氣，行於脈外，主要功能為溫煦皮膚、肌肉，主管汗孔開合，護衛肌表，抗禦外邪。

# 氣虛

## 氣虛的類別

氣虛，是指主要因元氣不足引起的一系列病理變化。

由於元氣的功能低下，臟腑以及各臟腑之氣的功能也會隨之低下。

氣虛主要包括肺氣虛、心氣虛、脾氣虛、腎氣虛等證。

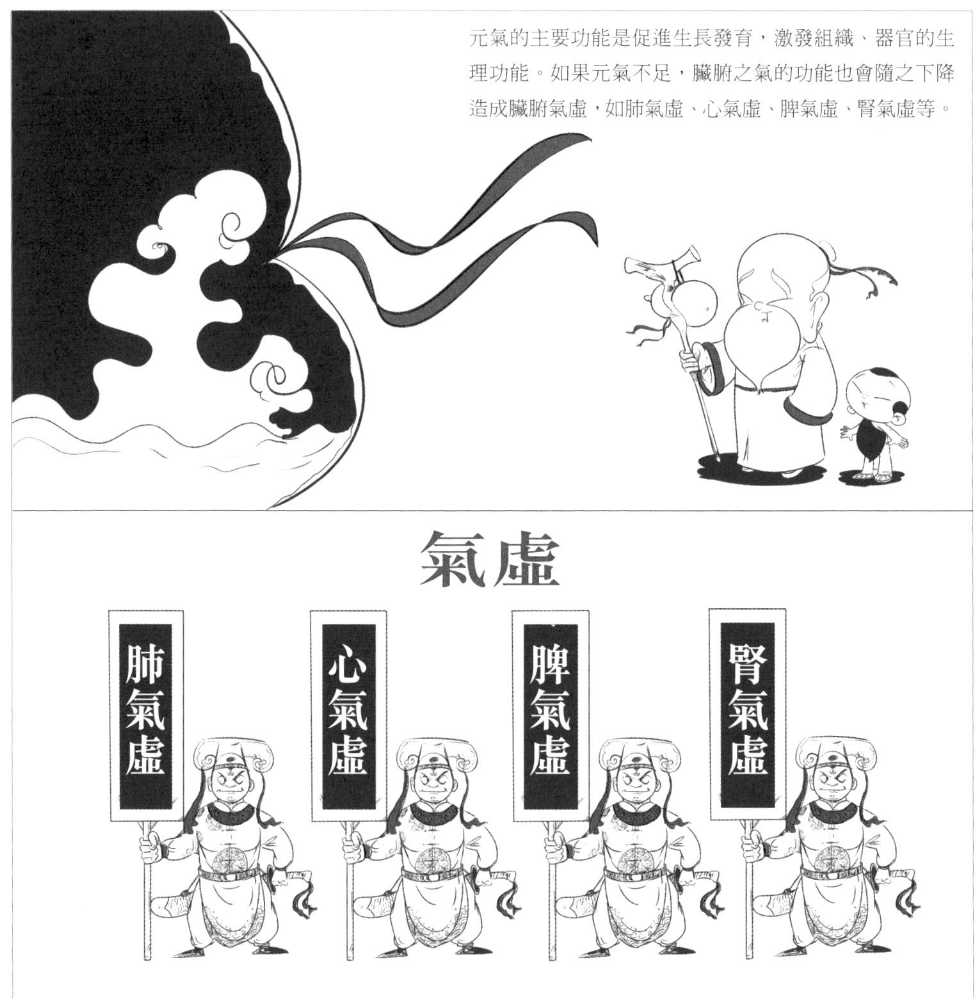
元氣的主要功能是促進生長發育，激發組織、器官的生理功能。如果元氣不足，臟腑之氣的功能也會隨之下降造成臟腑氣虛，如肺氣虛、心氣虛、脾氣虛、腎氣虛等。
氣虛
肺氣虛
心氣虛
脾氣虛
腎氣虛

## 心氣虛

心氣虛多因大汗、嚴重腹瀉、勞心過度、心氣耗損或年老臟氣日漸衰弱、病後體虛所導致。

心氣虛多因大汗、大下*、勞心過度、心氣耗損或年老臟氣日漸衰弱、病後體虛所導致。

心

心悸、氣短*

自汗*

胸悶不適，神疲體倦

心氣虛主要症狀

面色淡白

脈細無力

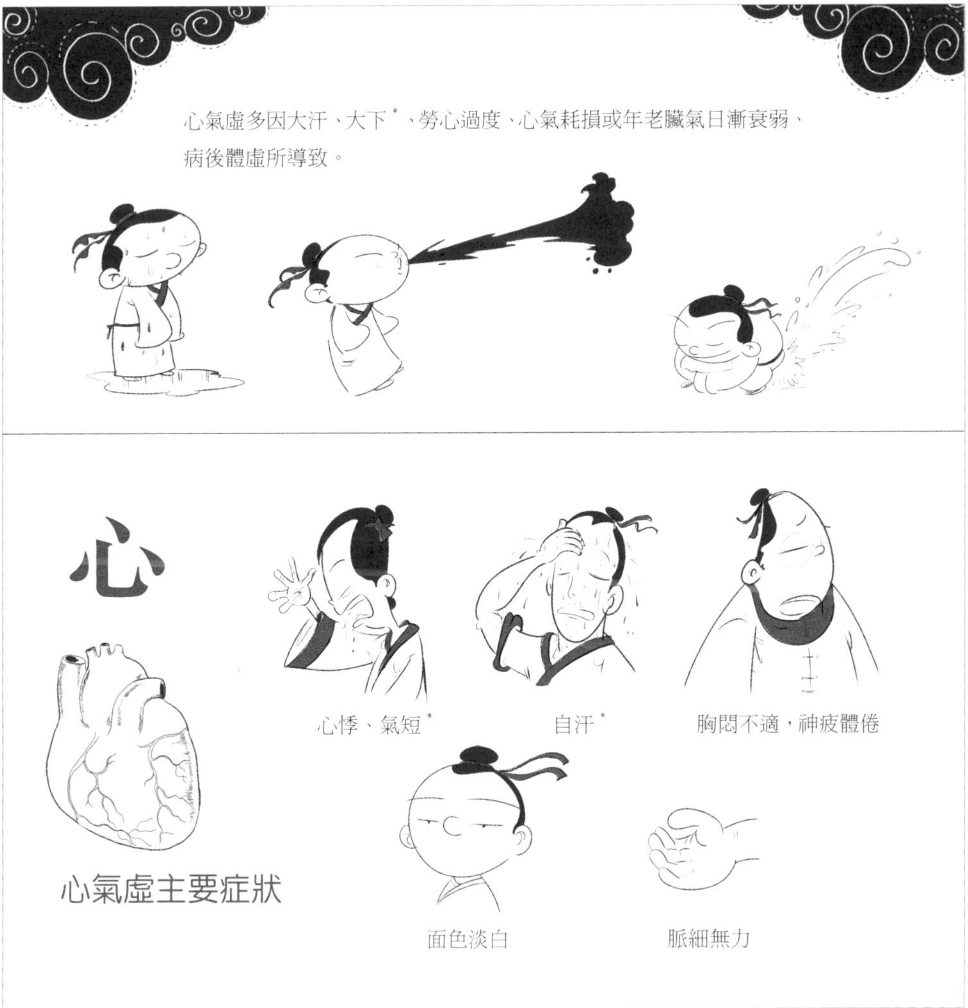

＊大下：過度腹瀉。

＊氣短：指呼吸比正常人短促，躁而氣粗，氣機阻塞不通，導致語言不接續和呼吸勉強。

＊自汗：不因勞累活動、天熱、穿衣過暖和服用發散藥物等因素而自然出汗的表現。

# 氣虛

## 脾氣虛

脾氣虛主要因為：先天稟賦不足，後天失養；飲食不節，飢飽失常；勞倦過度，憂思日久；年老體衰；久病不癒，失於調養。

脾氣虛會導致脾的運化功能減弱，使身體因缺乏營養而現出種種病理症狀。

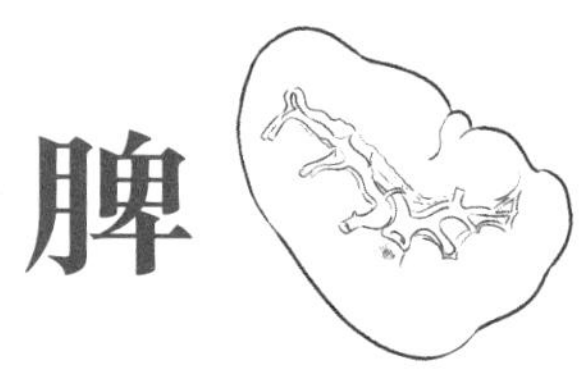
脾

脾主運化，是氣血生化之源，為人的後天之本。

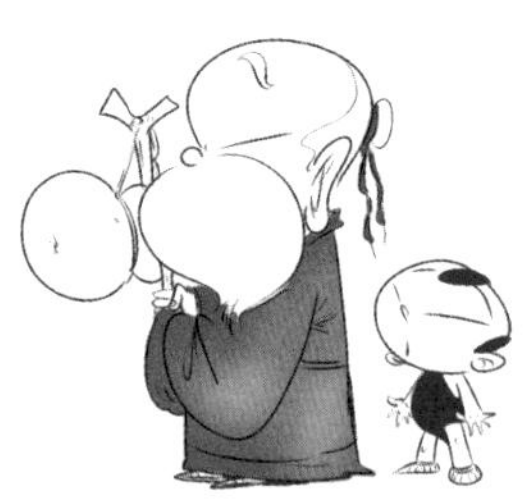

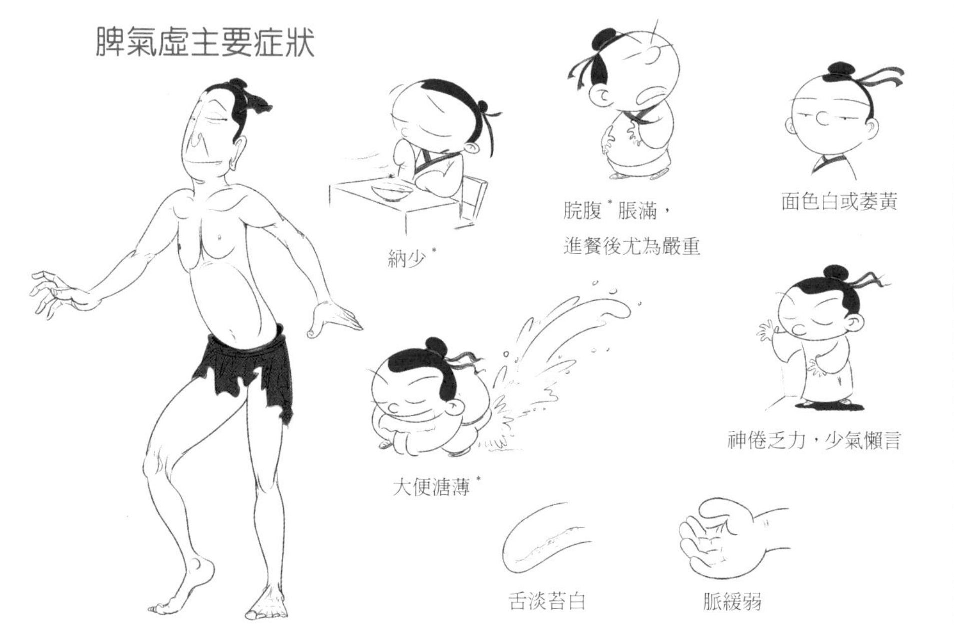
脾氣虛主要症狀
納少*
脘腹*脹滿，
進餐後尤為嚴重
面色白或萎黃
大便溏薄*
神倦乏力，少氣懶言
舌淡苔白
脈緩弱

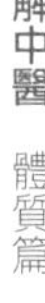

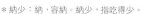

＊納少：納，容納。納少，指吃得少。
＊脘腹：兩乳頭連線中點（近膻中穴處）到劍突（鳩尾穴附近）部位為心下。心下至臍上為脘腹，上部胃之上口為上脘，中部胃體稱為中脘，下部胃之下口稱為下脘。
＊大便溏薄：大便稀薄，呈水樣。

## 氣虛

### 肺氣虛

勞傷、久咳、暑熱及重病之後或脾虛不能使清氣上升到肺部，致使肺氣虧少、功能活動減弱，易引起肺氣虛。

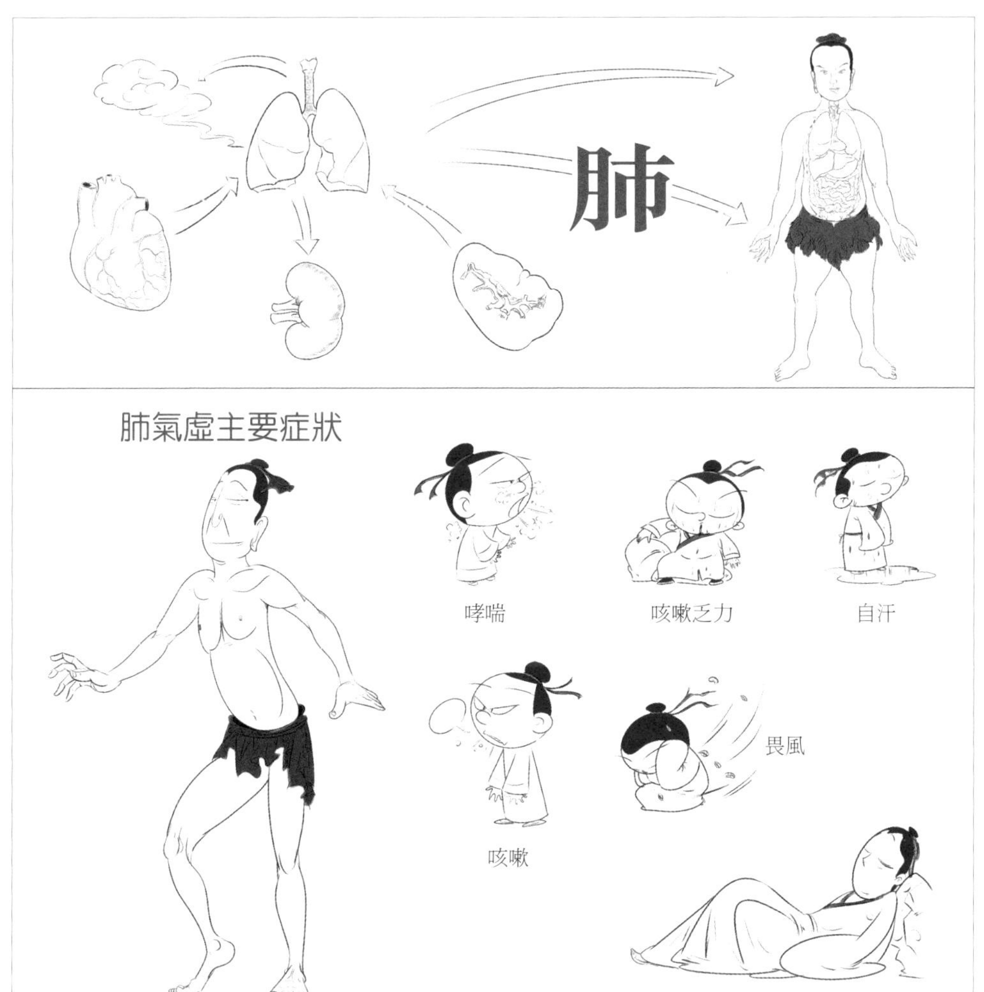

肺
肺氣虛主要症狀
哮喘
咳嗽乏力
自汗
咳嗽
畏風

# 氣虛

## 腎氣虛

腎氣虛多因年老體衰、腎氣虛弱，或先天不足，或久病不癒，或房室損傷等，導致腎氣耗傷，精氣不足，功能衰減。

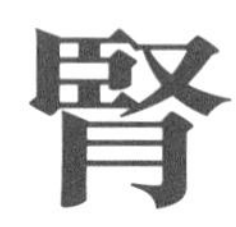

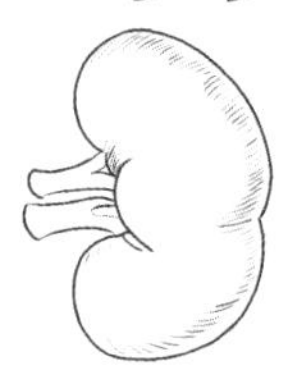

年老體衰腎氣虛弱，先天不足，久病不癒，房室損傷等都易使腎氣耗傷，精氣不足，功能衰減。

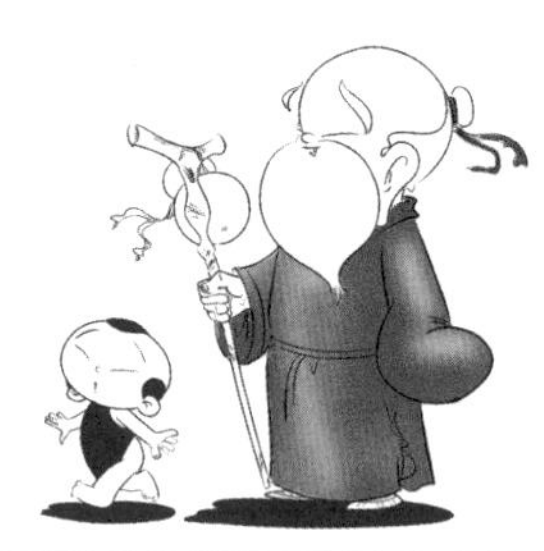

腎氣虛主要症狀

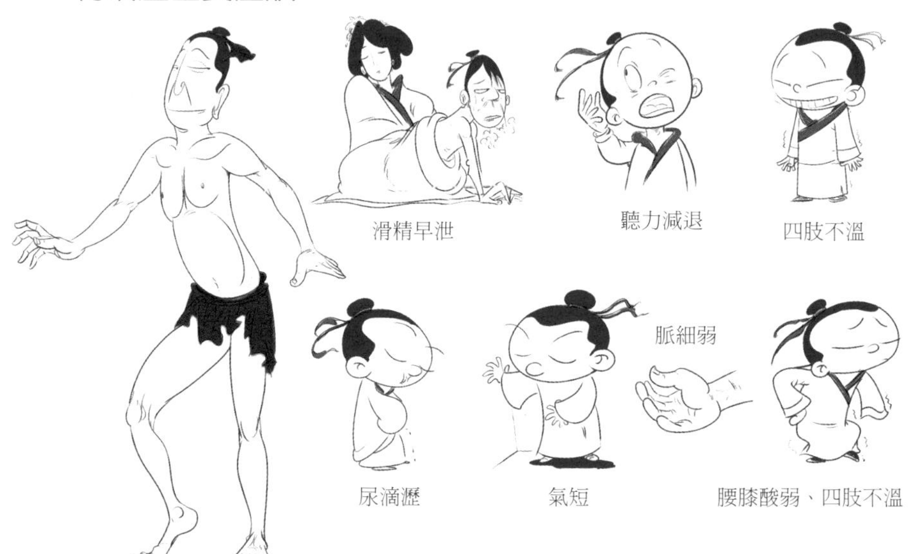
滑精早泄
聽力減退
四肢不溫
脈細弱
尿滴瀝
氣短
腰膝酸弱、四肢不溫

## 導致氣虛體質的原因

先天稟賦、久病不癒、長期勞累、長期節食、長期用藥、長期抑鬱，都是導致氣虛的主要原因。

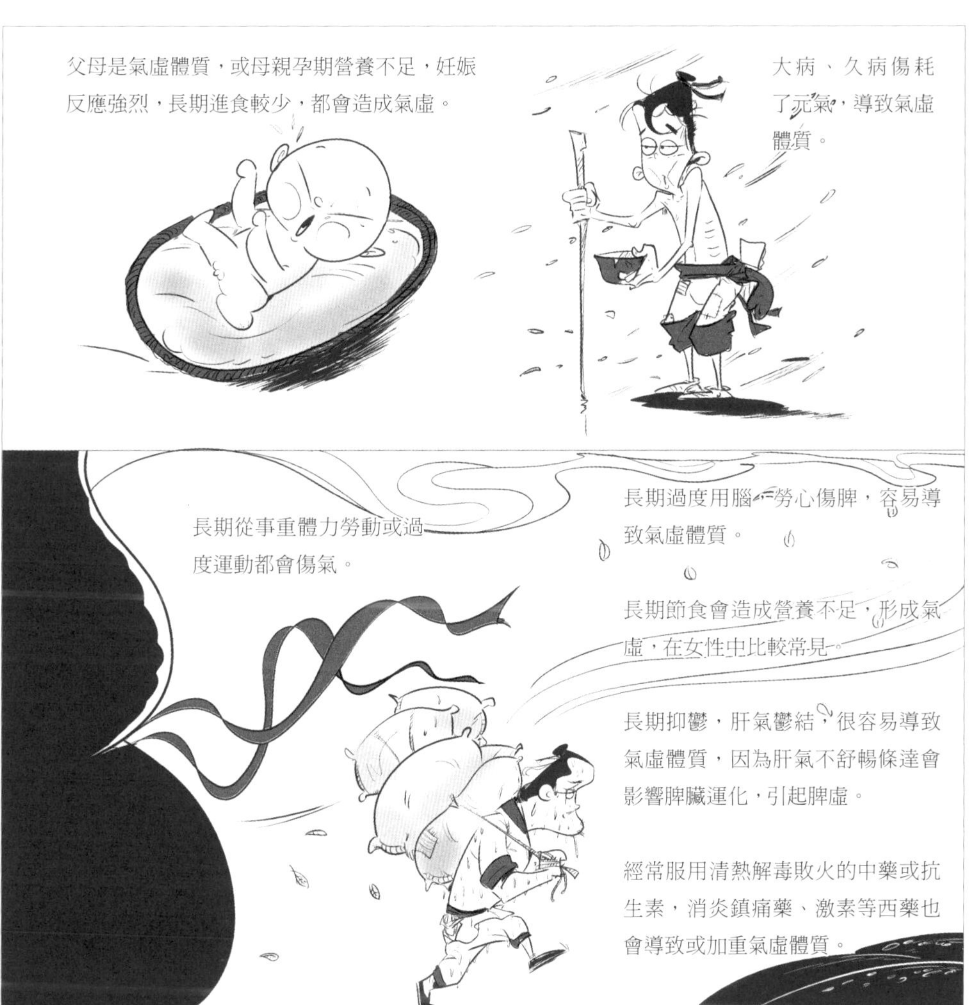
父母是氣虛體質，或母親孕期營養不足，妊娠反應強烈，長期進食較少，都會造成氣虛。
大病、久病傷耗了元氣，導致氣虛體質。
長期從事重體力勞動或過度運動都會傷氣。
長期過度用腦、勞心傷脾，容易導致氣虛體質。
長期節食會造成營養不足，形成氣虛，在女性中比較常見。
長期抑鬱，肝氣鬱結，很容易導致氣虛體質，因為肝氣不舒暢條達會影響脾臟運化，引起脾虛。
經常服用清熱解毒敗火的中藥或抗生素，消炎鎮痛藥、激素等西藥也會導致或加重氣虛體質。

## 氣虛體質易患疾病

氣虛體質的人易患卒中、便秘。女性易長色斑、患慢性婦科疾病、月經減少或閉經。

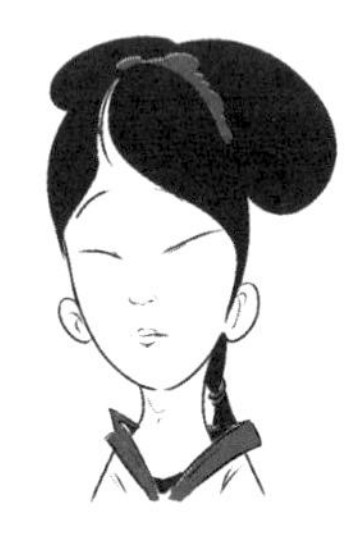

氣虛的女性，容易長色斑，且面積大，顏色淡，額部、口唇周圍轉為明顯。

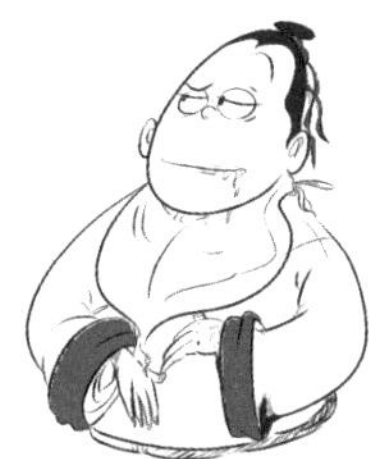

氣虛肥胖且伴有高血壓者，卒中的發病率會明顯增高。

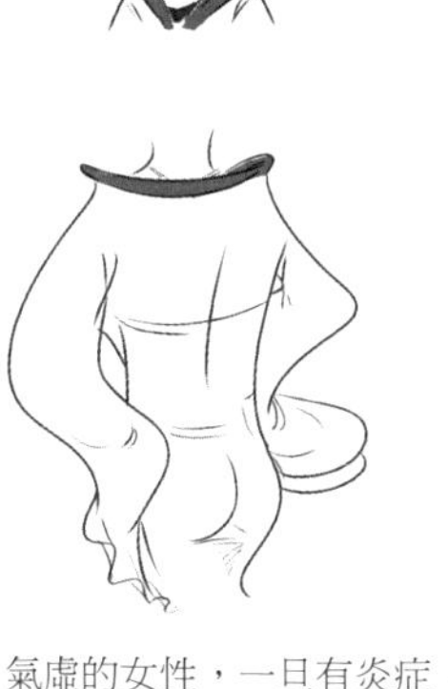

氣虛的女性，一旦有炎症，容易轉為慢性疾病，最典型的就是慢性盆腔炎。

氣虛腹脹

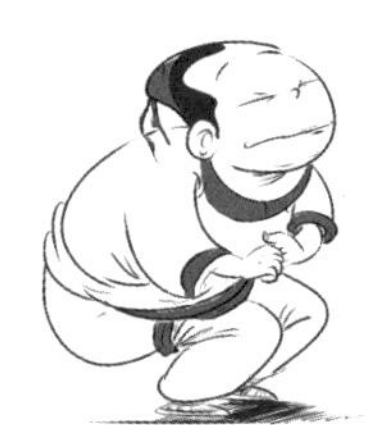

氣虛使腸道蠕動無力，容易引起便秘。

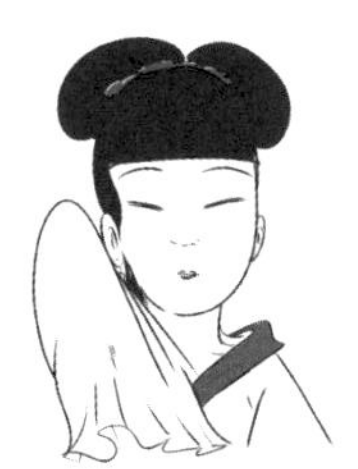

氣虛的女性，常引起月經量明顯減少，顏色淡，甚至閉經，或者經期遷延十天半個月。

# 氣虛體質的調養

## 調養原則——保護脾臟

不吃寒涼、肥甘厚膩的食物，寒涼食物易傷陽氣，油膩食物易傷脾氣。

適當加強運動，增強脾胃消化能力，使大便通暢，四肢有力，精力充沛。

樂觀、開朗，少憂慮。

肝臟的問題會影響到脾，護脾也要注意養肝。

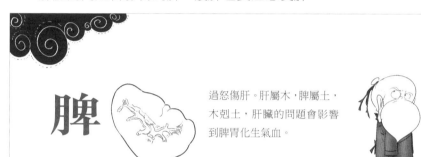

脾

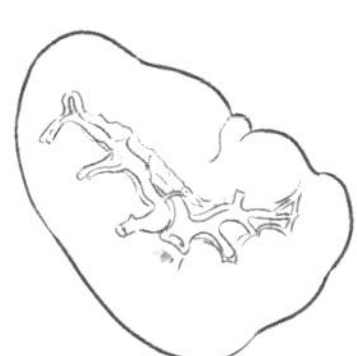

過怒傷肝。肝屬木，脾屬土，木剋土，肝臟的問題會影響到脾胃化生氣血。

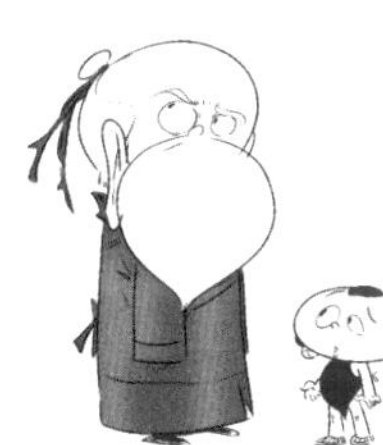

適當加強運動，增強脾胃的消化能力，有助於使大便通暢，四肢有力，精力充沛。

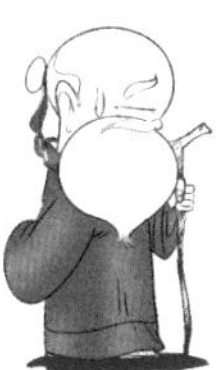

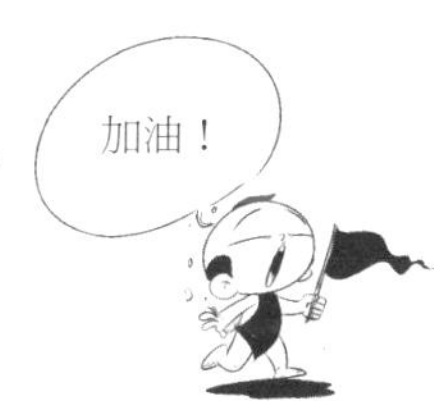
加油！

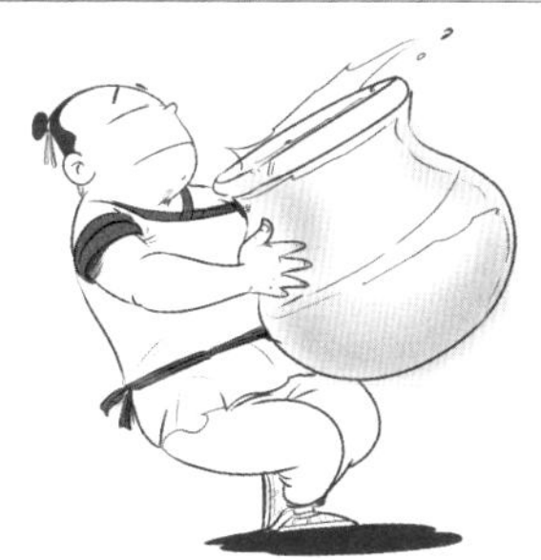

木剋土

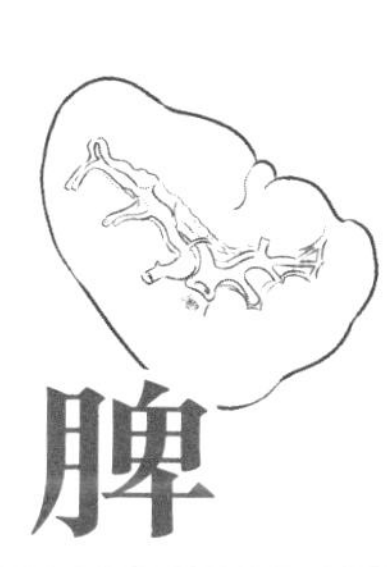

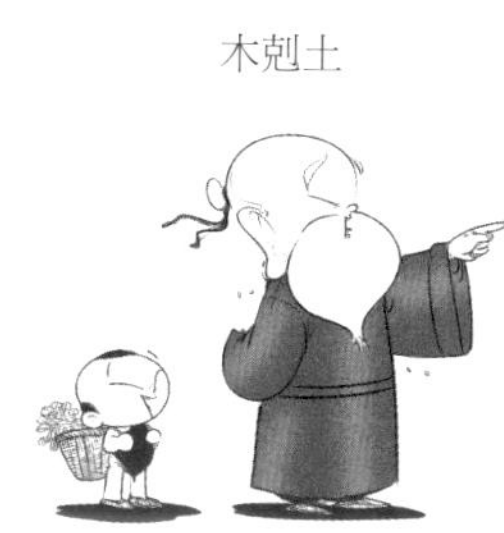

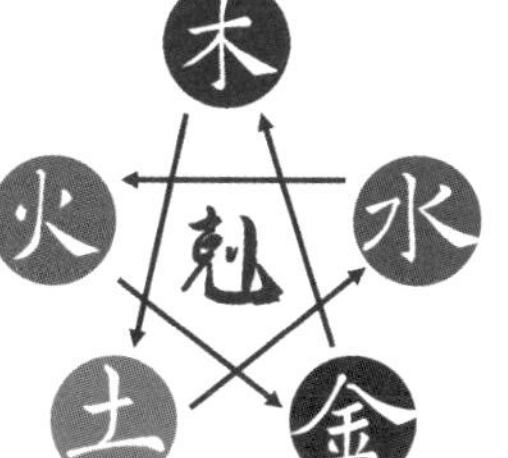
木
火
剋
水
土
金

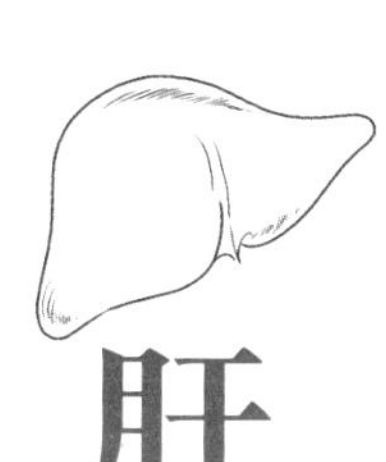

脾

肝

# 瘀血體質

不通則痛。瘀血就是全身血脈不夠通暢，血行緩慢。瘀血體質的人很容易產生各種疼痛性疾病，也易生腫瘤、包塊。

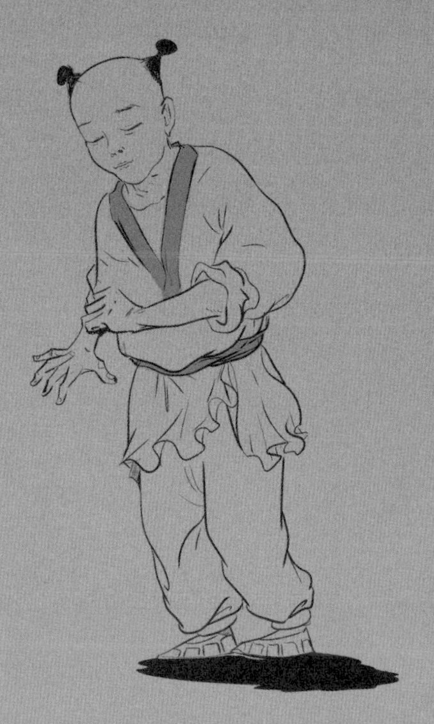

## 瘀血

人體的血脈有如河流，正常情況下，血脈是暢通的，當氣候寒冷或情志不調時，這條血液之河容易發生淤積，在淤塞的部位會出現發暗、發青、疼痛、瘙癢或腫塊。

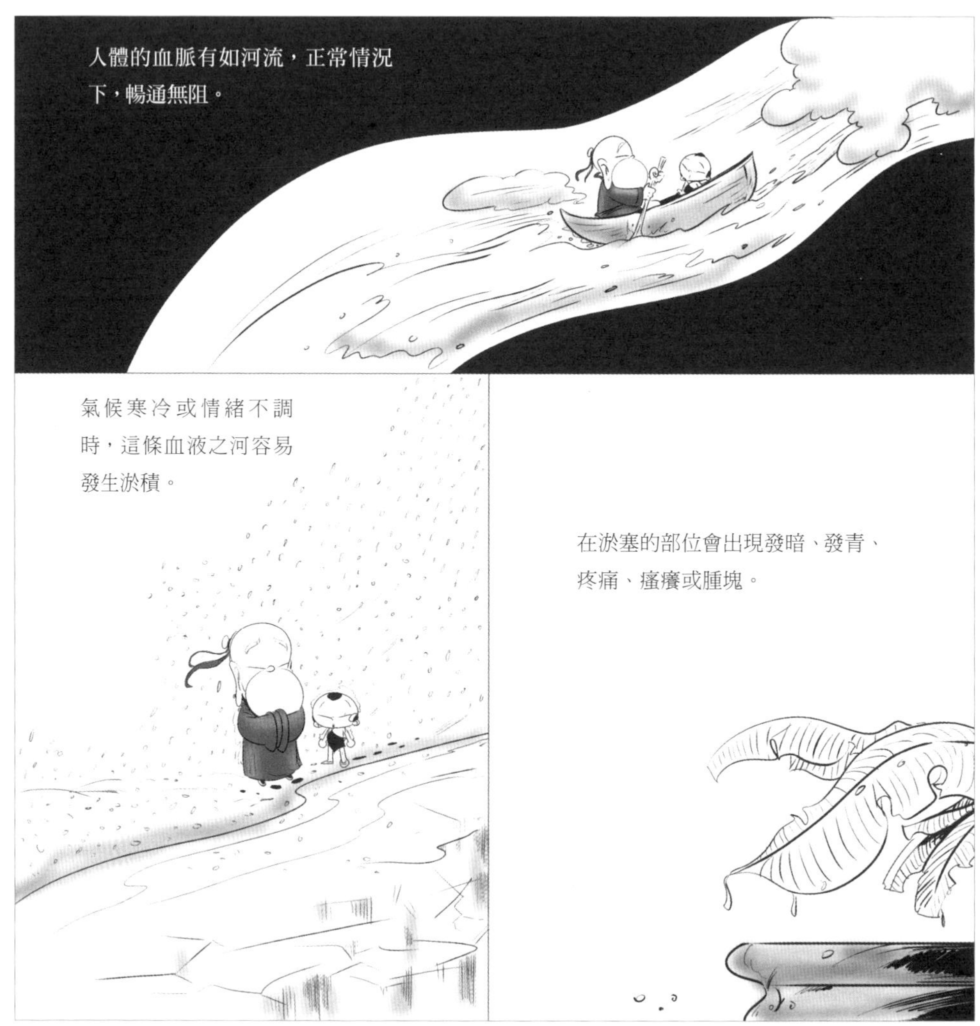
人體的血脈有如河流，正常情況下，暢通無阻。
氣候寒冷或情緒不調時，這條血液之河容易發生淤積。
在淤塞的部位會出現發暗、發青、疼痛、瘙癢或腫塊。

## 瘀血體質的主要症狀

瘀血體質的人，形體消瘦，皮膚乾燥易瘙癢，舌下絡脈可見靜脈曲張，易生腫瘤。

女性易生瘡，長斑，脫髮，月經不調。

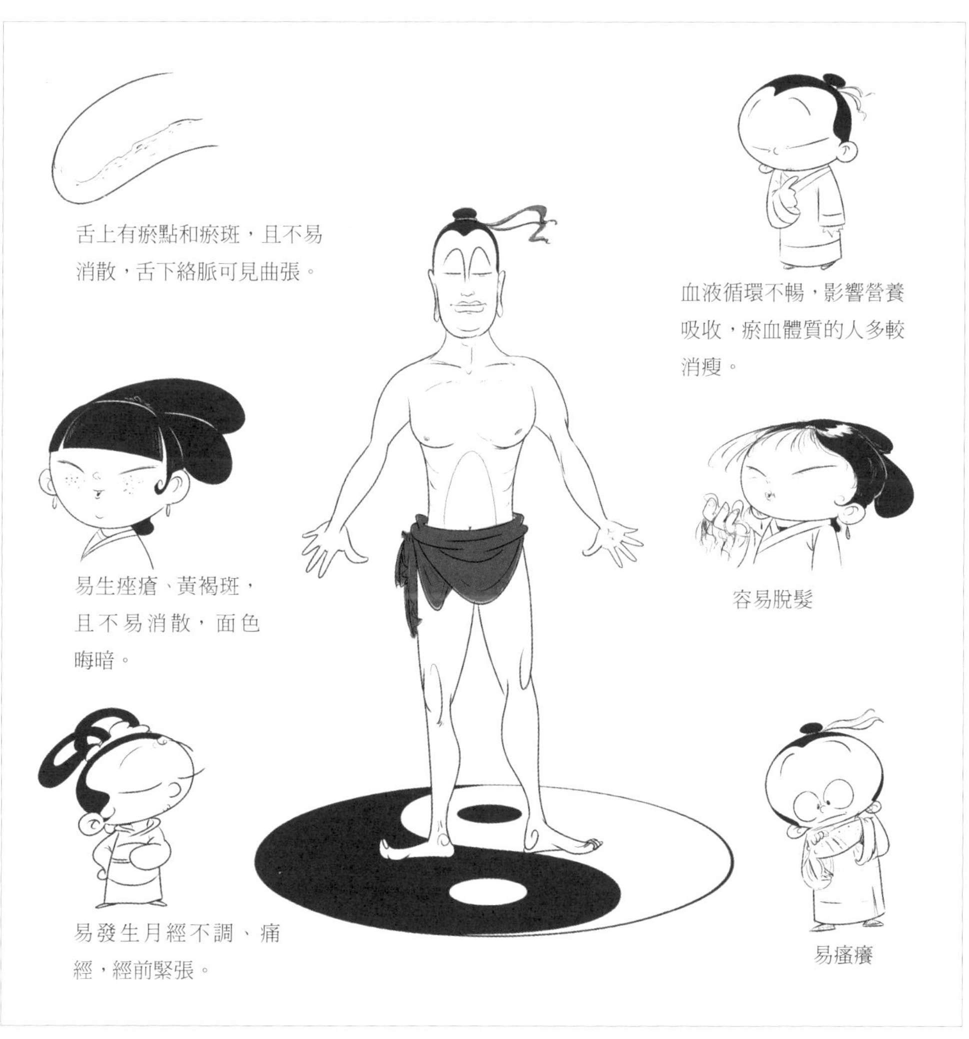
舌上有瘀點和瘀斑，且不易消散，舌下絡脈可見曲張。
血液循環不暢，影響營養吸收，瘀血體質的人多較消瘦。
易生痤瘡、黃褐斑，且不易消散，面色晦暗。
容易脫髮
易發生月經不調、痛經，經前緊張。
易瘙癢

## 導致瘀血體質的原因

先天遺傳，長期抑鬱，重創之後，久病不癒，生活環境寒冷，都是導致瘀血體質的主要原因。

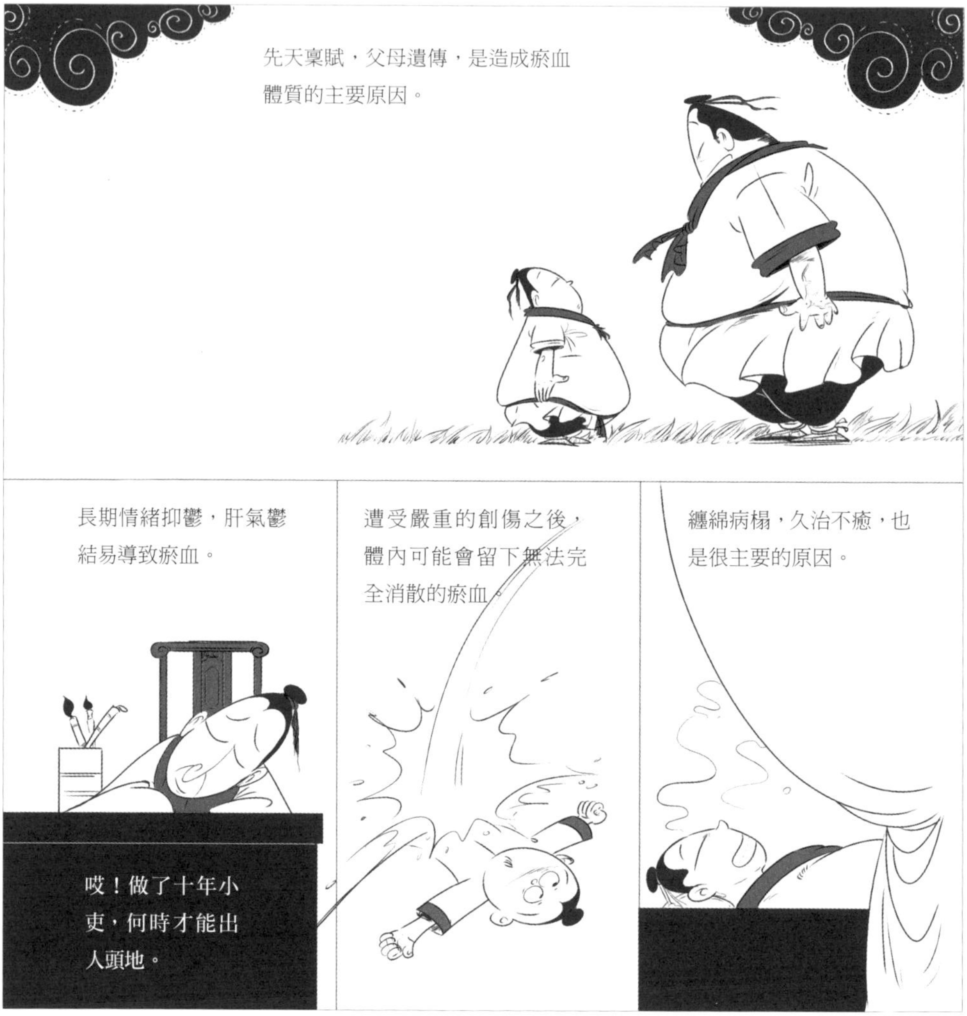

先天稟賦，父母遺傳，是造成瘀血體質的主要原因。

長期情緒抑鬱，肝氣鬱結易導致瘀血。

哎！做了十年小吏，何時才能出人頭地。

遭受嚴重的創傷之後，體內可能會留下無法完全消散的瘀血。

纏綿病榻，久治不癒，也是很主要的原因。

## 肝臟與瘀血體質

肝主疏泄，性喜條達*。

肝如同一名交警一樣，主管著人體的疏通和宣泄，指揮著上下的交通。肝臟具有藏血功能，如果肝臟健康，那麼血液的通路也會通暢。

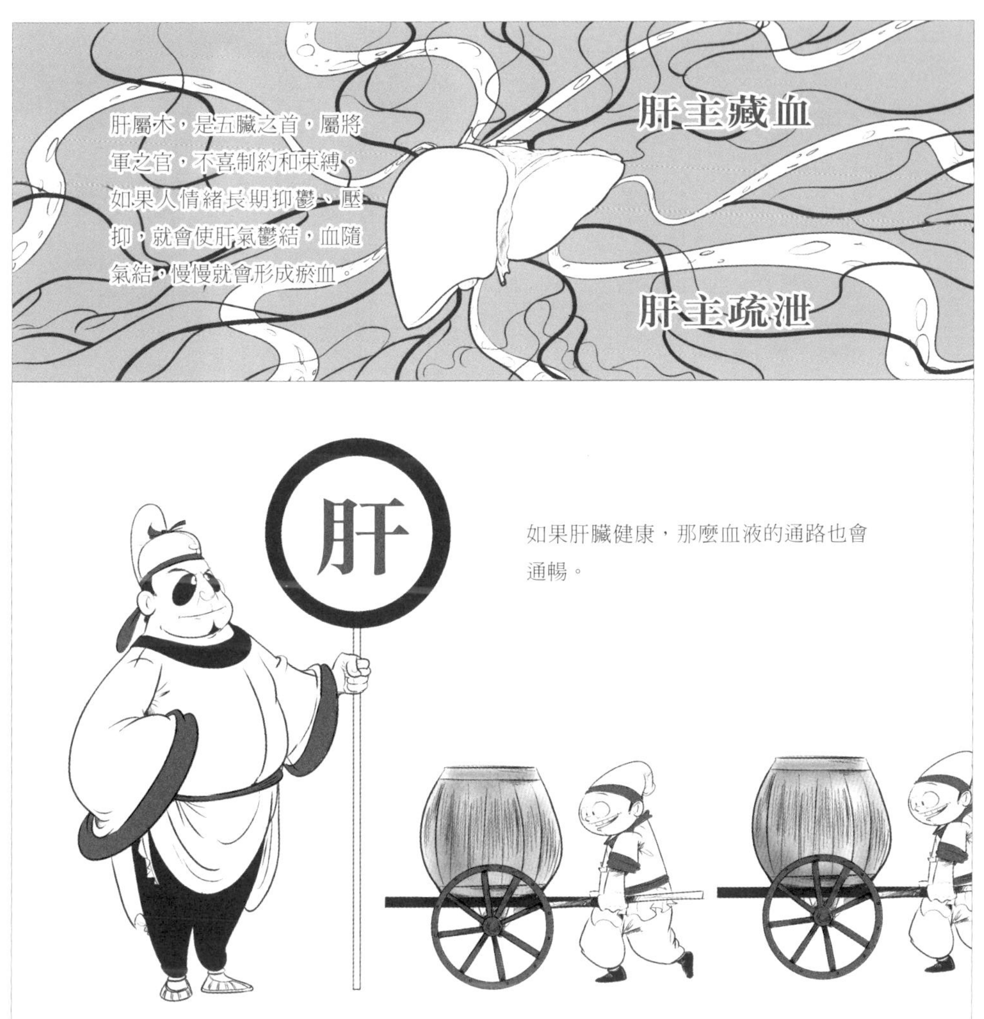
肝屬木，是五臟之首，屬將軍之官，不喜制約和束縛。如果人情緒長期抑鬱、壓抑，就會使肝氣鬱結，血隨氣結，慢慢就會形成瘀血。
肝主藏血
肝主疏泄
肝
如果肝臟健康，那麼血液的通路也會通暢。

*條達：是指像樹木生長一樣，舒展著枝條，生機蓬勃。

## 瘀血體質易患疾病

瘀血體質的人多形體消瘦，易患代謝疾病、抑鬱症、偏頭痛、皮膚疾病、腫瘤。男性易患前列腺疾病；女性易患痛經、月經不調、經前緊張、乳腺增生、子宮肌瘤等。

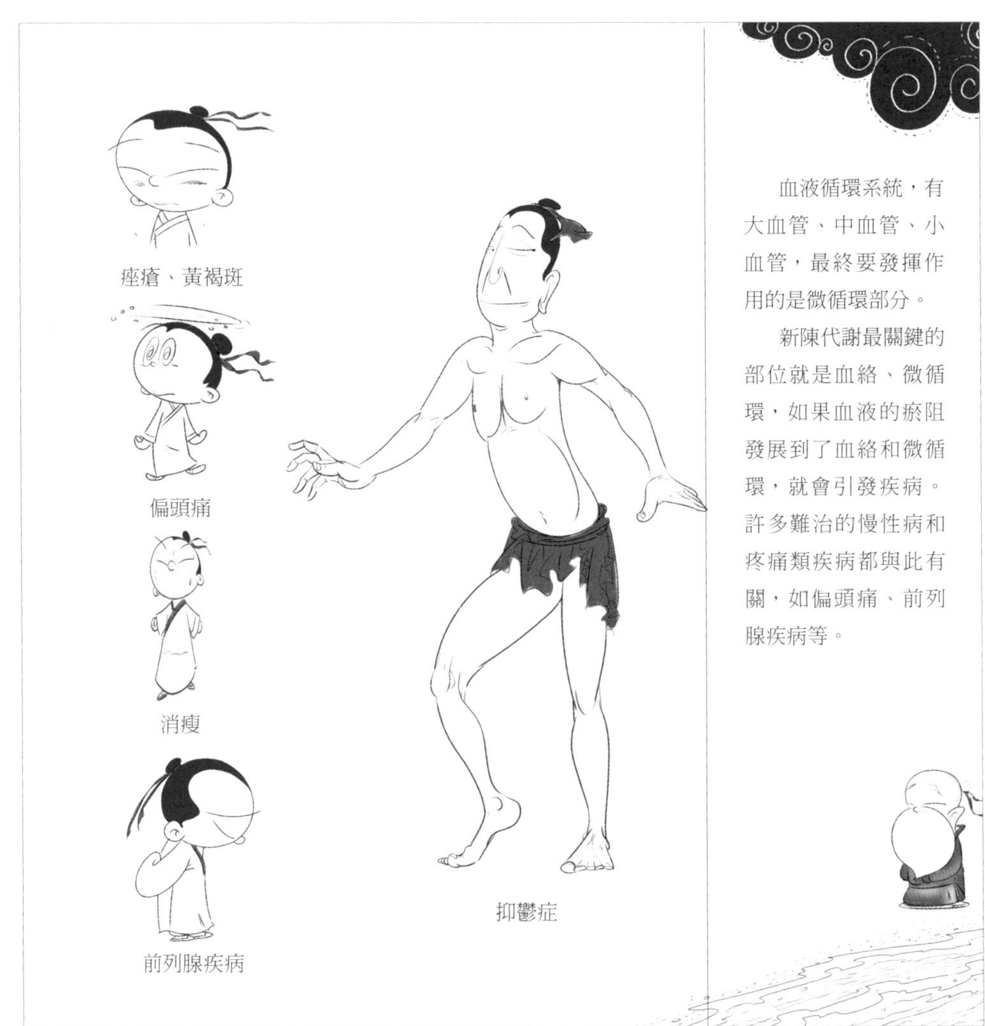
痤瘡、黃褐斑
偏頭痛
消瘦
前列腺疾病
抑鬱症

血液循環系統，有大血管、中血管、小血管，最終要發揮作用的是微循環部分。

新陳代謝最關鍵的部位就是血絡、微循環，如果血液的瘀阻發展到了血絡和微循環，就會引發疾病。許多難治的慢性病和疼痛類疾病都與此有關，如偏頭痛、前列腺疾病等。

# 瘀血體質的調養

## 調養原則——疏肝活血

瘀血體質的人應適當多吃些有疏肝、活血、化瘀作用的食物，避免寒涼飲食，少飲酒，減少對肝的損害；秋冬季節注意保暖；適當使用疏肝理氣、活血化瘀的藥物（但不可大劑量、長期使用）。

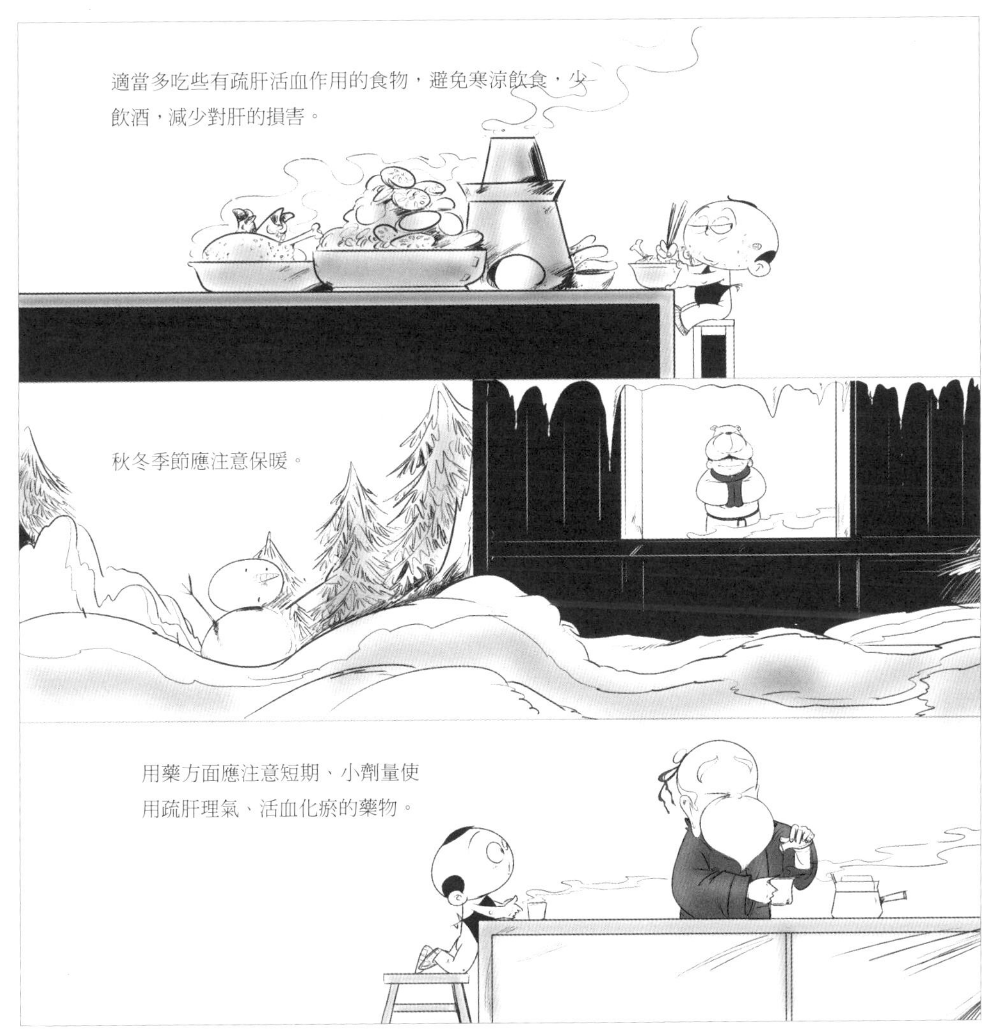
適當多吃些有疏肝活血作用的食物，避免寒涼飲食，少飲酒，減少對肝的損害。
秋冬季節應注意保暖。
用藥方面應注意短期、小劑量使用疏肝理氣、活血化瘀的藥物。

# 痰濕體質

「百病皆由痰作祟。」人體內因水液代謝不暢而產生的廢物——痰，隨氣血的運行流竄全身，會引起許多疾病。痰濕體質的人主要表現出肥胖、沉重的症狀。

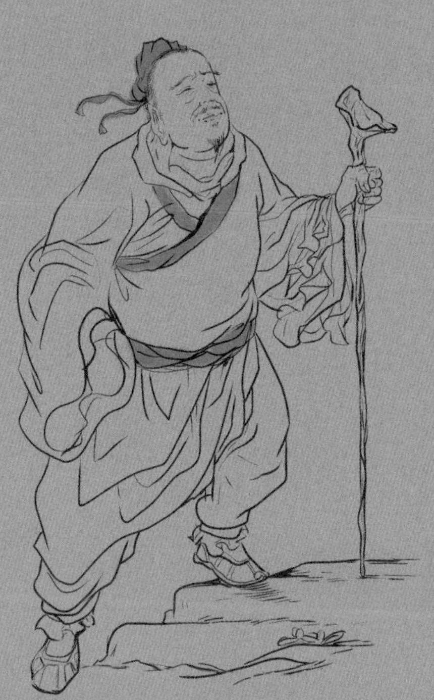

## 中醫所說的「痰」

中醫所說的「痰」，不是單指從呼吸道裡排出的痰，而是指人體內水液代謝不暢所產生的廢物，它隨著氣血的運行散播到全身各處，淤積在不同的部位會引發不同的疾病。

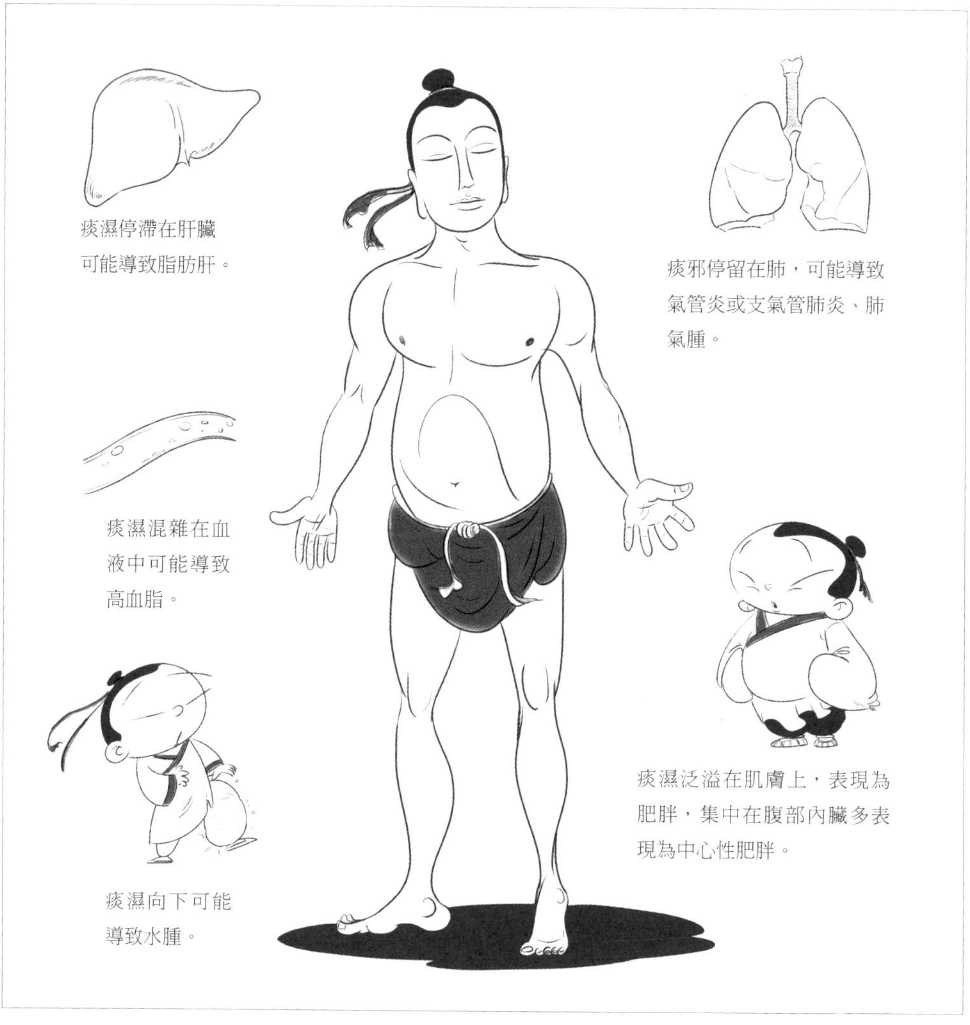

痰濕停滯在肝臟可能導致脂肪肝。

痰邪停留在肺，可能導致氣管炎或支氣管肺炎、肺氣腫。

痰濕混雜在血液中可能導致高血脂。

痰濕泛溢在肌膚上，表現為肥胖，集中在腹部內臟多表現為中心性肥胖。

痰濕向下可能導致水腫。

## 痰濕的形成

人體的水液代謝與肺、脾、腎等臟器關係密切，這三個臟器的功能發生障礙或配合失調都會影響水液的通暢運行，導致痰濕。

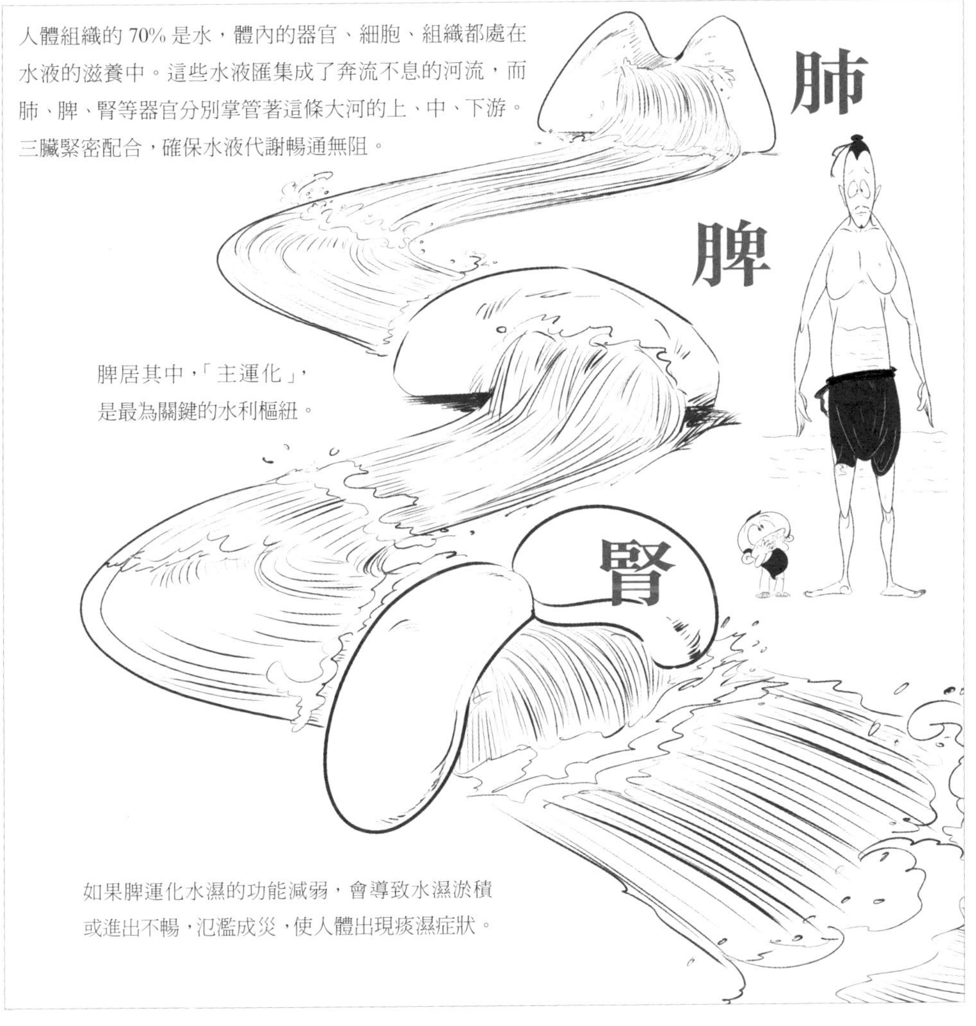
人體組織的 70% 是水，體內的器官、細胞、組織都處在水液的滋養中。這些水液匯集成了奔流不息的河流，而肺、脾、腎等器官分別掌管著這條大河的上、中、下游。三臟緊密配合，確保水液代謝暢通無阻。
肺
脾
腎
脾居其中，「主運化」，是最為關鍵的水利樞紐。
如果脾運化水濕的功能減弱，會導致水濕淤積或進出不暢，氾濫成災，使人體出現痰濕症狀。

## 痰濕體質的主要症狀

痰濕體質的主要症狀為：身體肥胖，腹部尤為嚴重；行為怠惰，反應能力差；常胸悶、頭暈、嗜睡；小便渾濁、起泡。

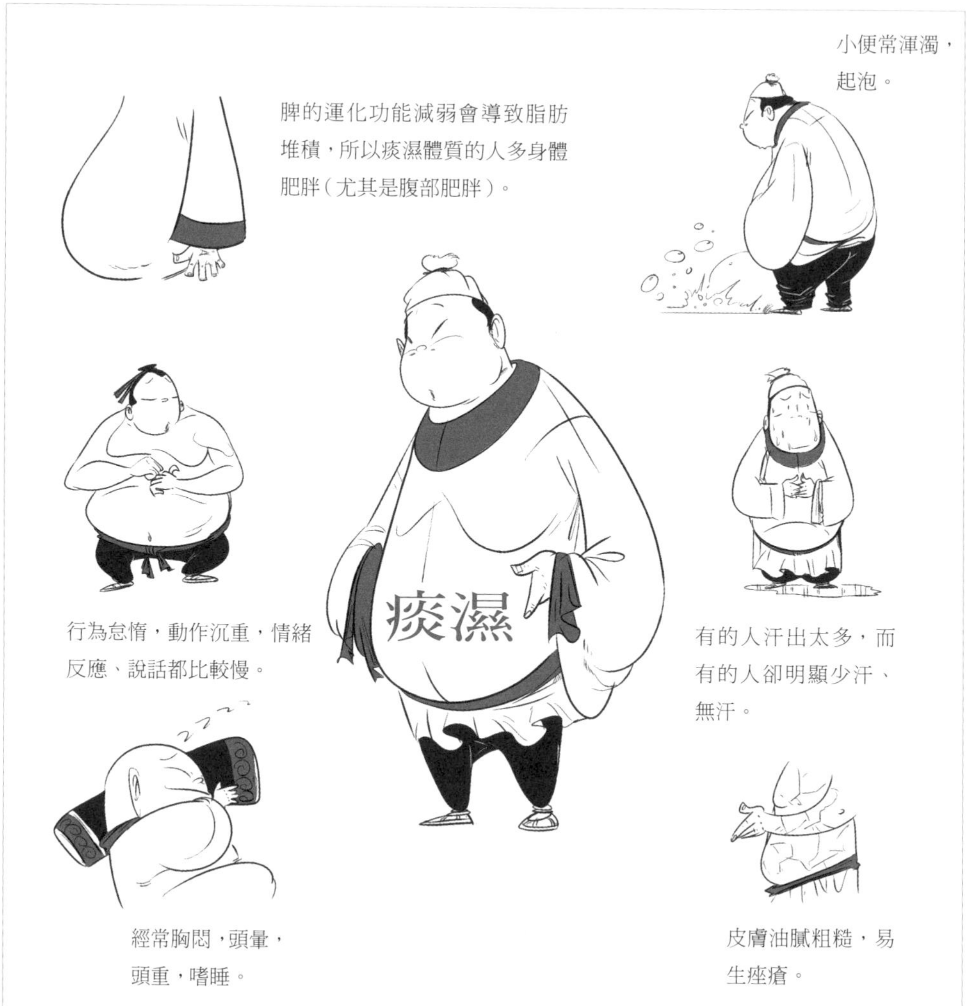

脾的運化功能減弱會導致脂肪堆積，所以痰濕體質的人多身體肥胖（尤其是腹部肥胖）。

小便常渾濁，起泡。

痰濕

行為怠惰，動作沉重，情緒反應、說話都比較慢。

有的人汗出太多，而有的人卻明顯少汗、無汗。

經常胸悶，頭暈，頭重，嗜睡。

皮膚油膩粗糙，易生痤瘡。

## 導致痰濕體質的原因

### 傷腎、傷肺導致痰濕

多吃少動的生活方式會損害腎、肺、脾的功能，導致痰濕體質。遺傳或飲食口味過重（如甜食、鹹食）會損害腎臟功能，影響水液運行，形成痰濕。空氣污染、長期伏案工作，會使肺飽受壓迫，功能減退，引起水液運轉不利，也會導致痰濕。

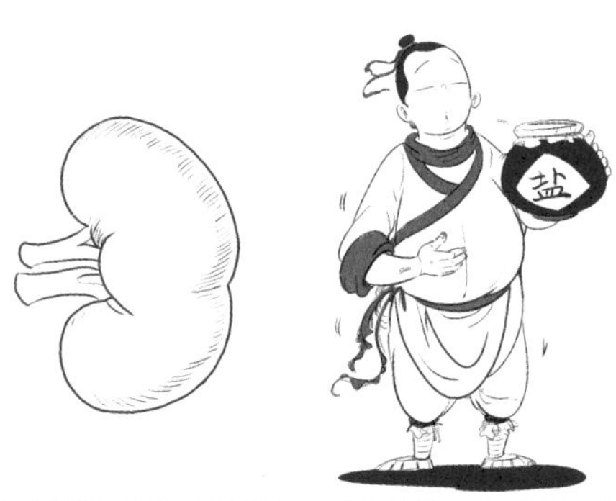
盐

#### 傷腎

先天遺傳或後天飲食口味過重，嗜鹹食、甜食等原因，會損害腎臟功能，促成痰濕體質。

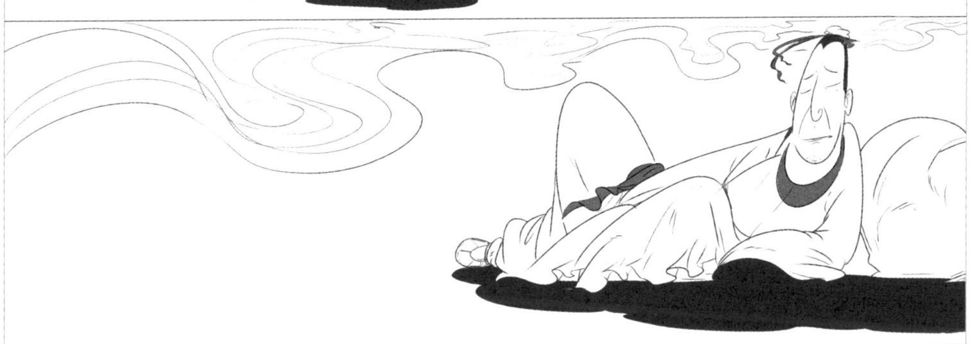

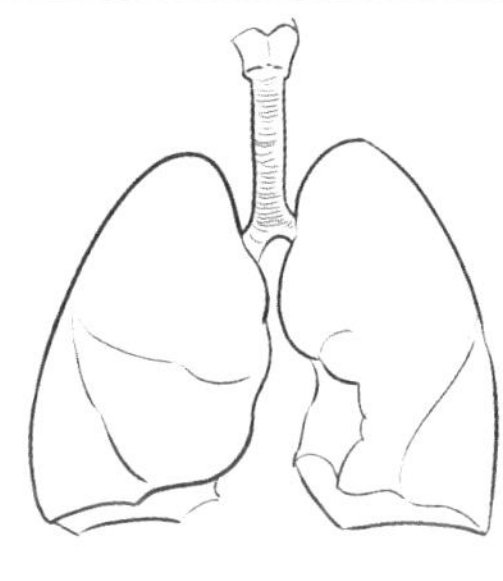

#### 傷肺

肺通過呼吸推動水液由上而下，暢流全身。現代生活中，空氣污染、長期伏案工作，使肺飽受損害，功能減退，引起水液運轉不利，導致痰濕。

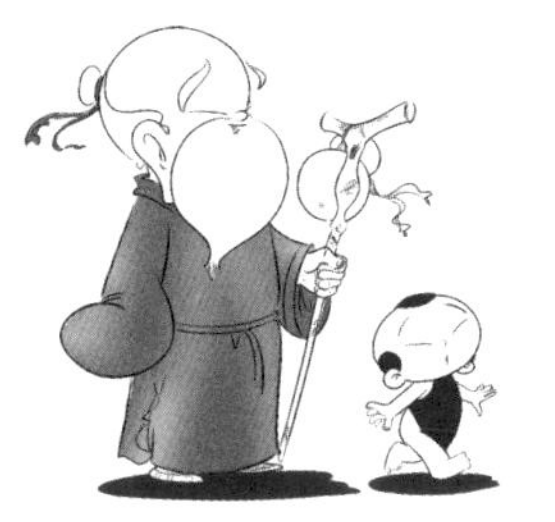

# 導致痰濕體質的原因

## 傷脾促生痰濕

脾主運化水液，脾的功能減退會促生痰濕。嗜食肥甘油膩的食物，暴飲暴食、貪圖涼食，依賴減肥藥，都會傷害脾胃功能，加重痰濕。肝氣鬱結會影響到脾胃的功能，也會促生痰濕。

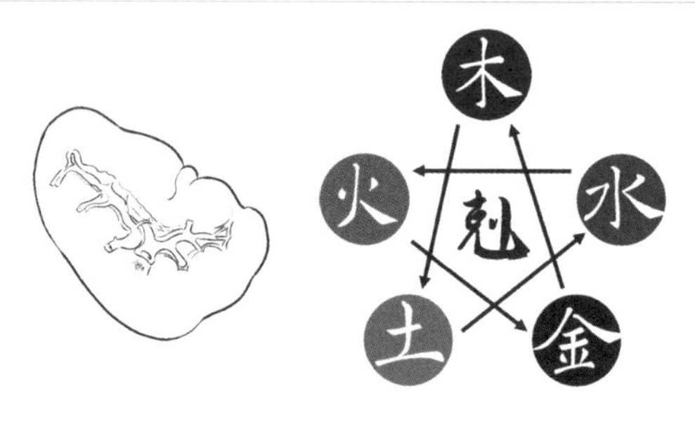
木
火
剋
水
土
金

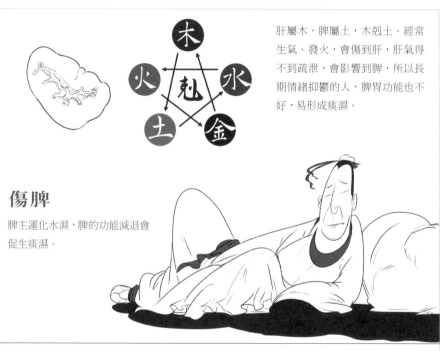

肝屬木，脾屬土，木剋土。經常生氣、發火，會傷到肝，肝氣得不到疏泄，會影響到脾，所以長期情緒抑鬱的人，脾胃功能也不好，易形成痰濕。

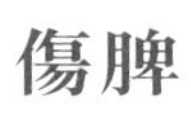

### 傷脾

脾主運化水濕，脾的功能減退會促生痰濕。

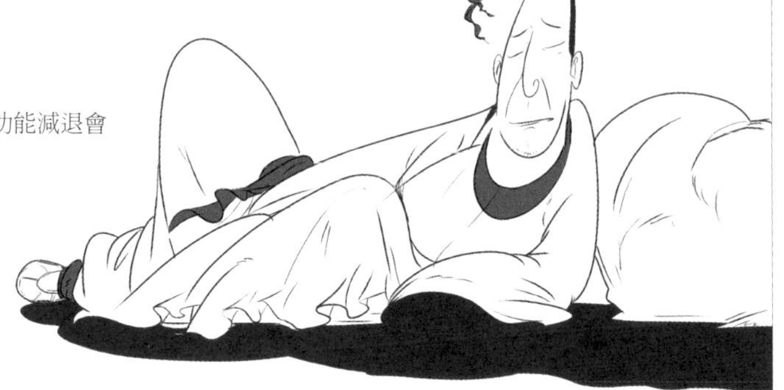

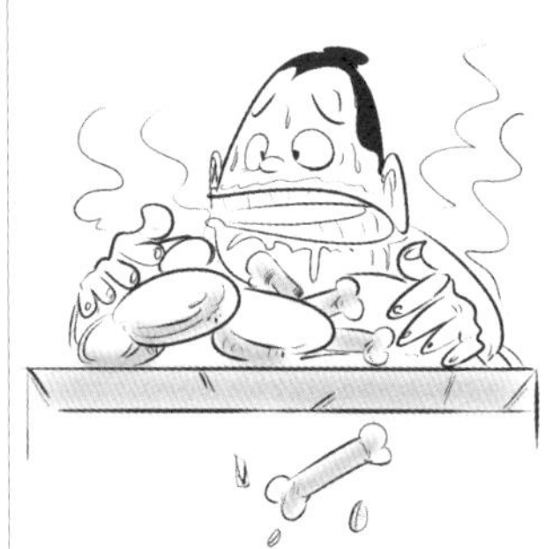

肥甘油膩的食物，加重了脾胃運化水穀的負擔，導致脾胃功能變差。

暴飲暴食、貪圖涼食、依賴減肥藥都會傷害脾胃功能，加重痰濕。

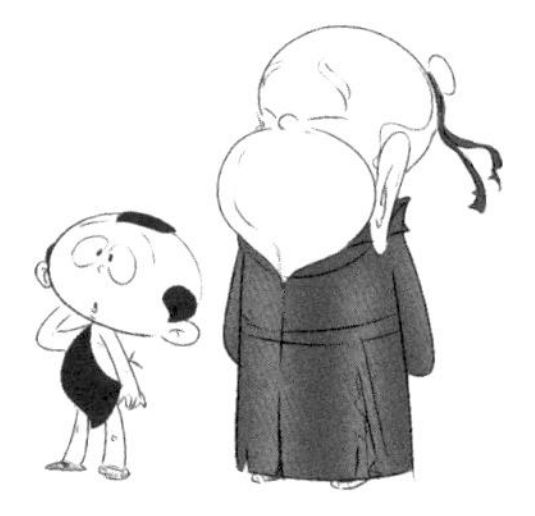

## 痰濕體質易患疾病

痰濕體質者易患單純性肥胖，並發高血壓、糖尿病、血脂異常、肥胖等代謝綜合徵，易患慢性胃炎、結腸炎、梅尼埃病、頸椎病、體位性低血壓和頑固性痤瘡。痰濕體質的女性易月經延後，甚至閉經，男性易不育。

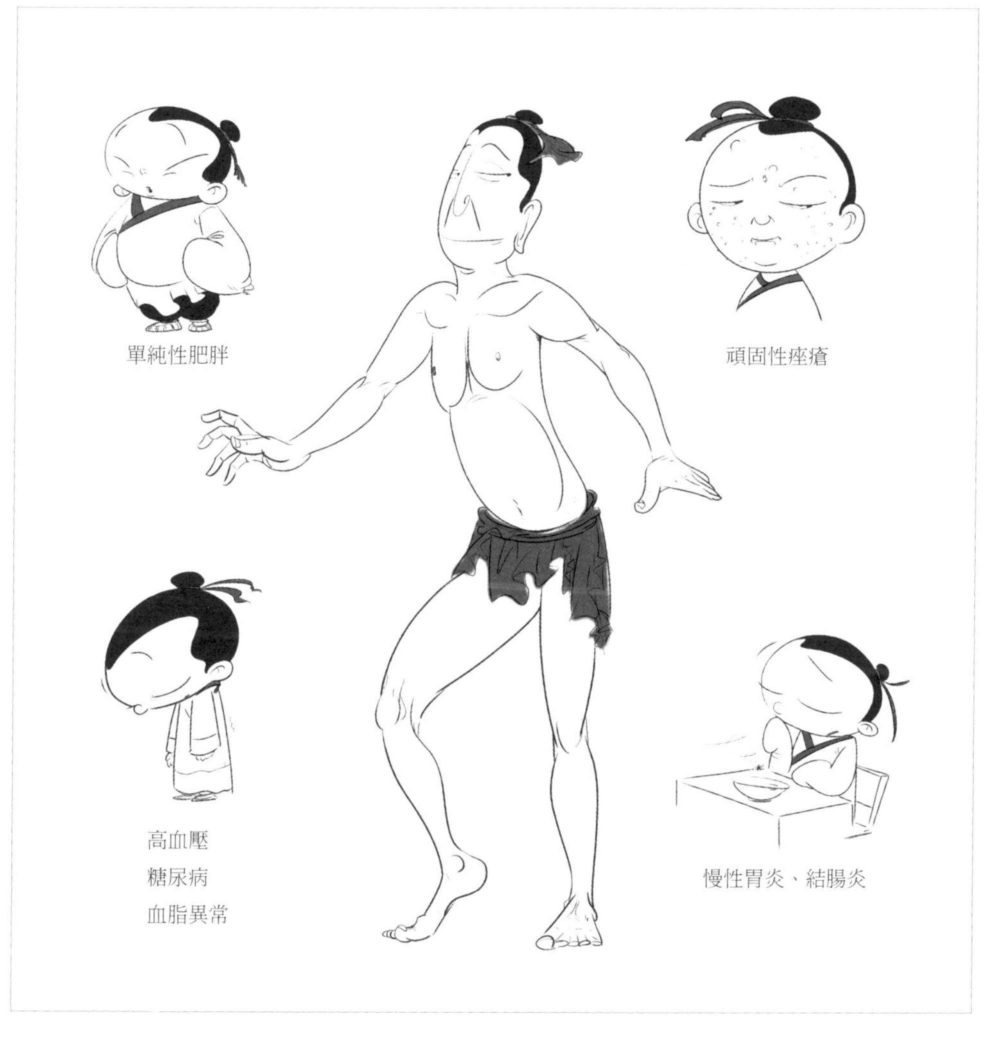
單純性肥胖
頑固性痤瘡
高血壓
糖尿病
血脂異常
慢性胃炎、結腸炎

## 脂人、膏人和肉人

《黃帝內經》將胖人分為三種，即脂人、膏人、肉人。

# 胖人

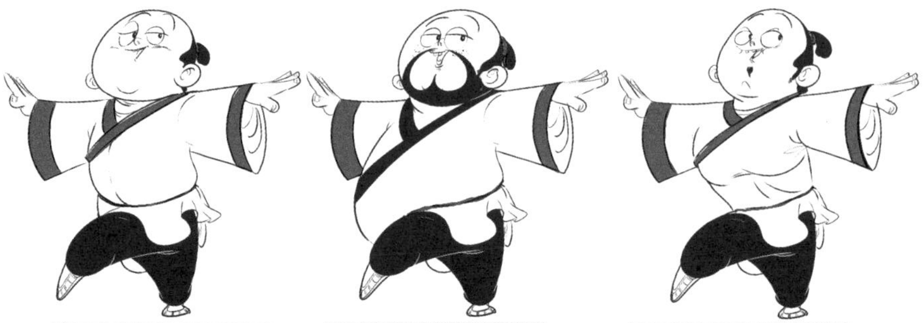

### 脂人

雖胖，但四肢肌肉勻稱，肉很鬆軟，皮肉緊湊，氣血充盛，肌理致密，彈性很好。

### 膏人

有「將軍肚」的胖人。膏人多為痰濕體質。

### 肉人

肌肉很結實、無脂肪堆積、體格健壯的人。

# 痰濕體質的調養

## 調養原則——健脾祛濕

脾被譽為「後天之本」「倉稟之官」。

脾的功能如果受到傷害，運化水液的能力就會減弱，脾被水濕所困，導致運化失常，加重痰濕。因此保護脾胃，健脾祛濕是痰濕體質調養的關鍵。

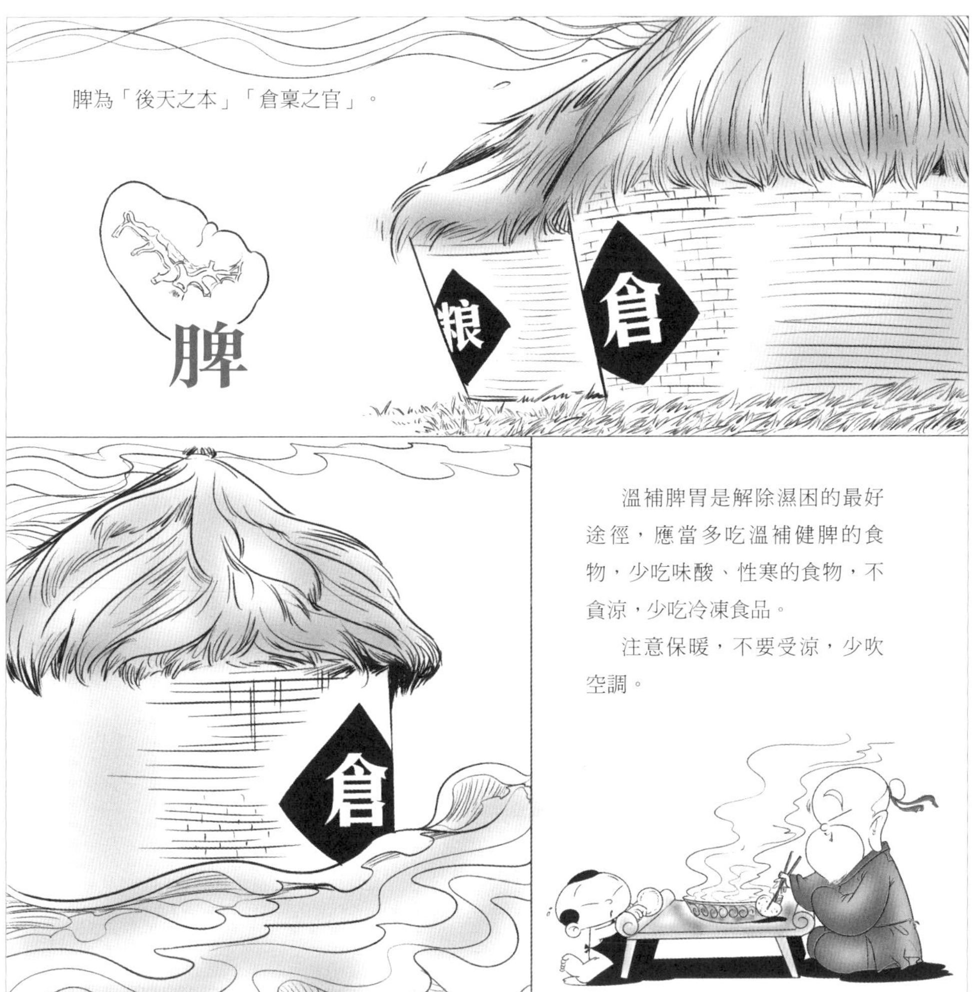

脾為「後天之本」「倉稟之官」。
脾
粮
倉
倉
溫補脾胃是解除濕困的最好途徑，應當多吃溫補健脾的食物，少吃味酸、性寒的食物，不貪涼，少吃冷凍食品。
注意保暖，不要受涼，少吹空調。


＊倉稟：糧食倉庫。

# 濕熱體質

潮乎乎、濕漉漉、熱騰騰，體內體外都顯得不潔淨，是濕熱體質的主要表現。這樣的體質很容易滋生肝膽疾病，應特別注意疏肝利膽，清熱祛濕。

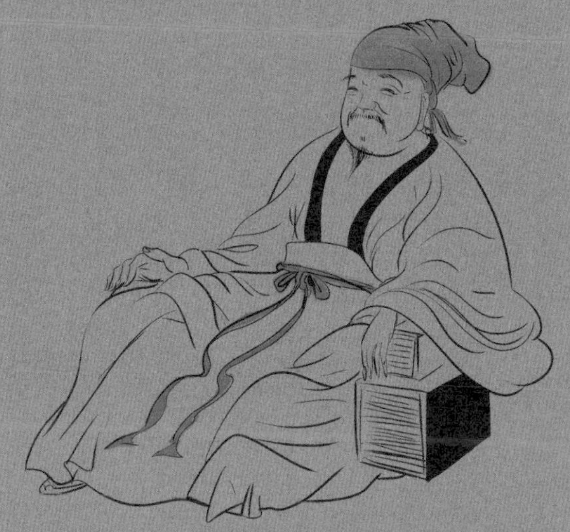

# 濕

## 甚麼是濕

濕，就是「水濕」，分為外濕和內濕。外濕由外來水濕入侵人體而引起；內濕是由脾胃消化功能障礙引起的水濕停滯，是病理產物。

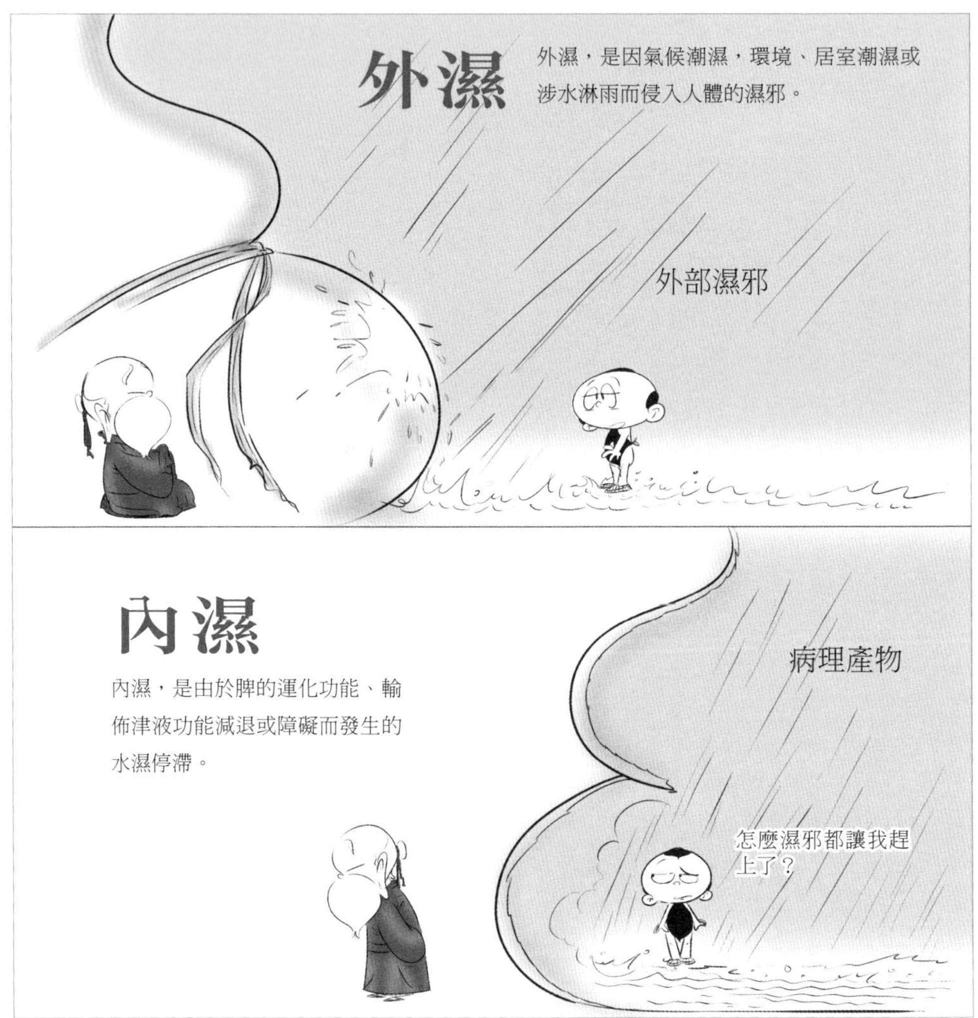

外濕
外濕，是因氣候潮濕，環境、居室潮濕或涉水淋雨而侵入人體的濕邪。
外部濕邪
內濕
內濕，是由於脾的運化功能、輸佈津液功能減退或障礙而發生的水濕停滯。
病理產物
怎麼濕邪都讓我趕上了？

## 濕

脾胃虛弱的人很容易內生濕邪，也往往難以抵擋外來的濕邪。

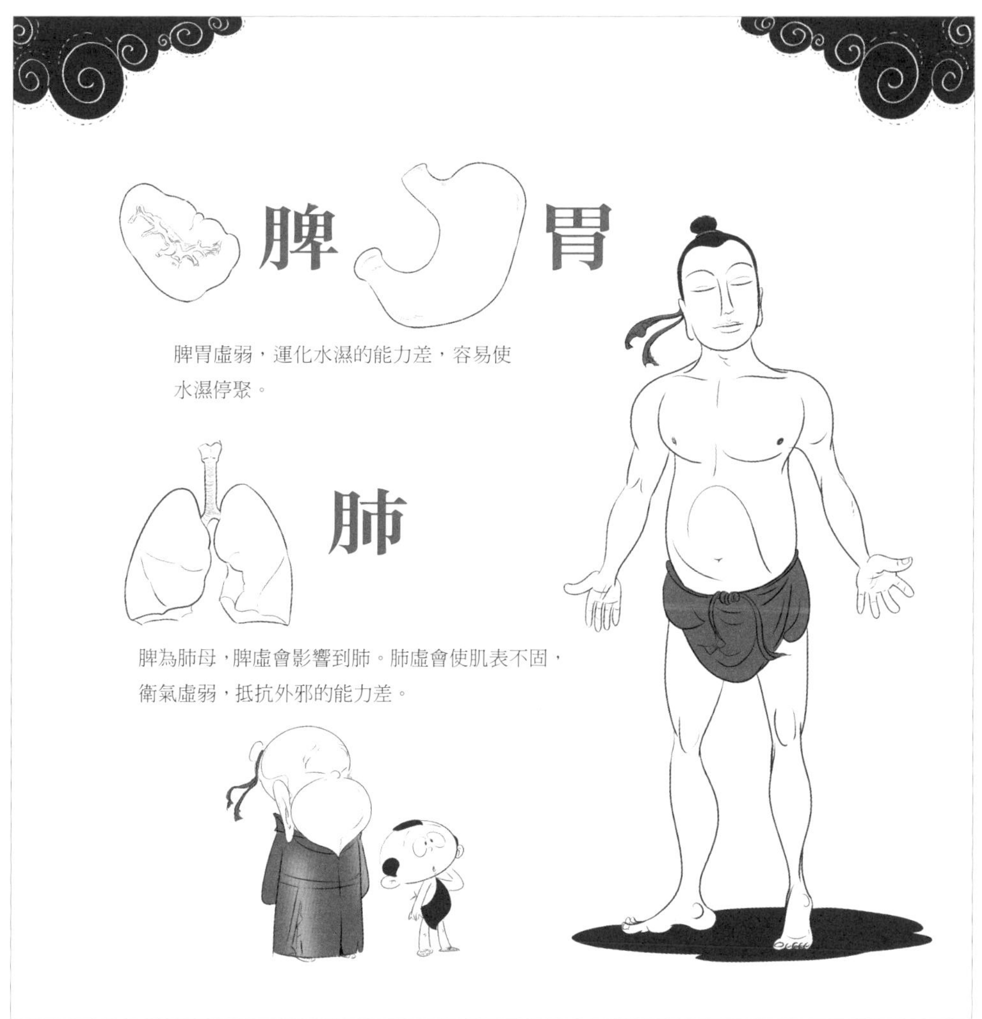

脾
胃
脾胃虛弱，運化水濕的能力差，容易使水濕停聚。
肺
脾為肺母，脾虛會影響到肺。肺虛會使肌表不固，衛氣虛弱，抵抗外邪的能力差。

# 熱

## 甚麼是熱

濕熱中的熱，是一種熱象，常與濕並存。濕與熱並存的形式大致有三：夏秋時節天氣炎熱、空氣濕度大，濕與熱結合一起侵襲人體；「陽熱體質」很容易使濕「從陽化熱」；外濕久留不去，也會轉化為熱。

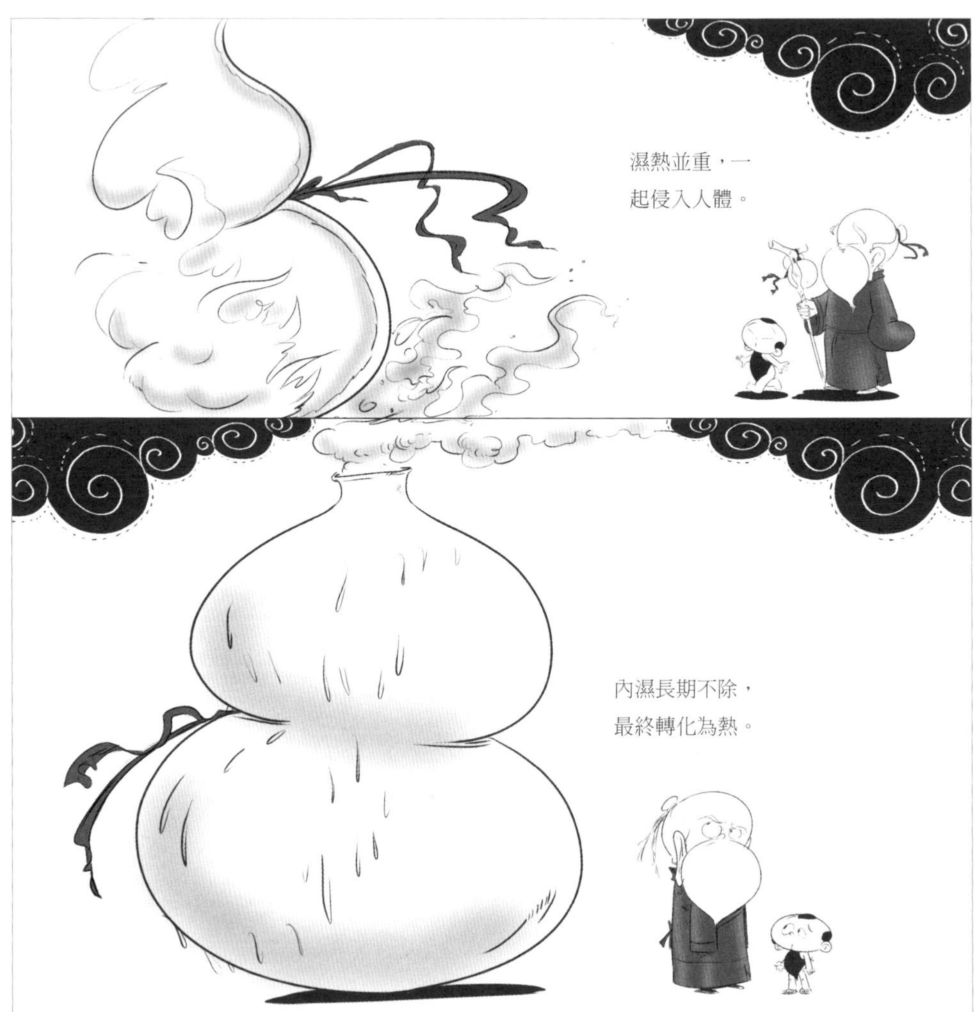
濕熱並重，一起侵入人體。
內濕長期不除，最終轉化為熱。

## 濕熱體質的主要症狀

濕熱體質的主要症狀為：面部油膩不潔；牙齦紅，牙齒黃；口臭，體味重；大便燥結、黏滯，異味重；小便深黃，異味重；性情急躁、易發怒。

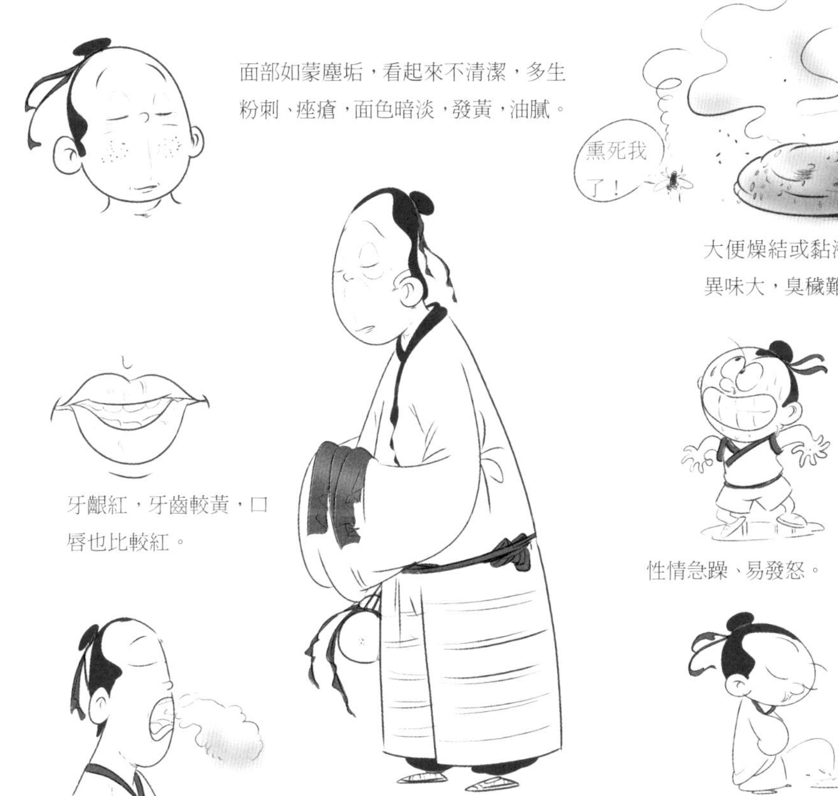
熏死我了！

面部如蒙塵垢，看起來不清潔，多生粉刺、痤瘡，面色暗淡，發黃，油膩。

大便燥結或黏滯不爽，異味大，臭穢難聞。

牙齦紅，牙齒較黃，口唇也比較紅。

性情急躁、易發怒。

常感口乾、口苦、口臭，汗味重，體味重。

小便呈深黃色，異味重。

## 濕熱體質的主要症狀

濕熱體質的主要症狀還表現為：舌苔黃膩，脈象滑數。男性多有陰囊潮濕；女性帶下色黃，外陰異味重。

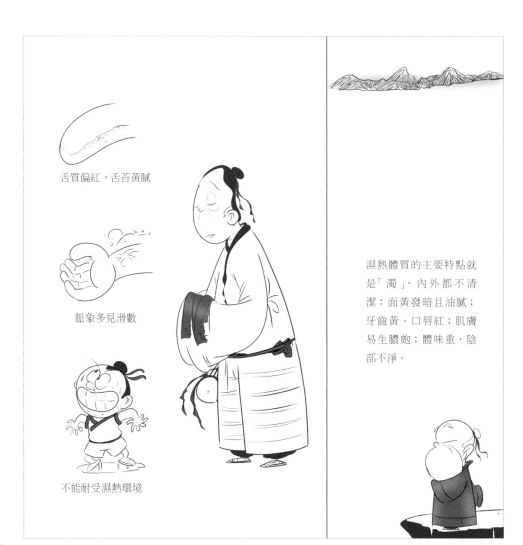

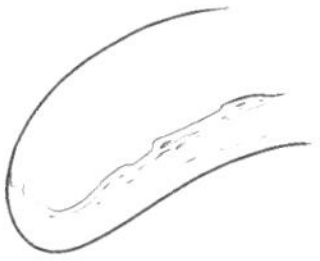

舌質偏紅，舌苔黃膩

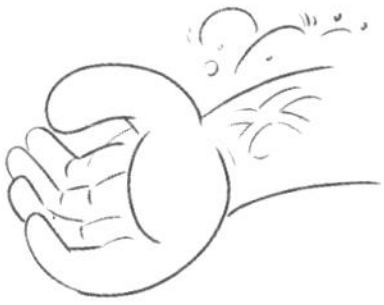

脈象多見滑數

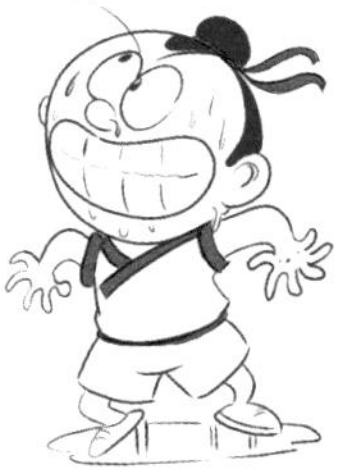

不能耐受濕熱環境

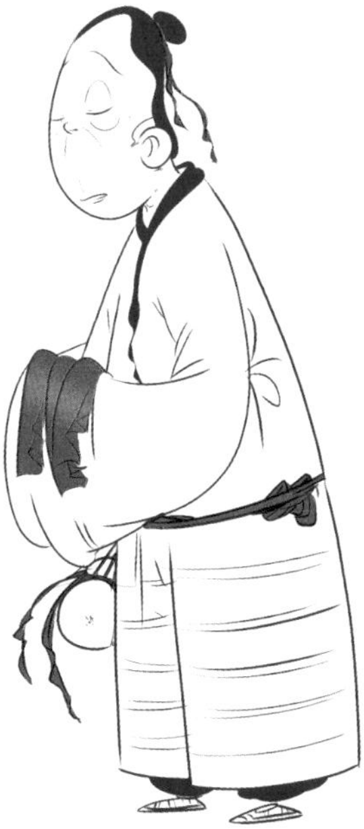

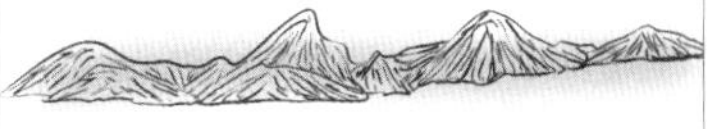

濕熱體質的主要特點就是「濁」，內外都不清潔：面黃發暗且油膩；牙齒黃、口唇紅；肌膚易生膿皰；體味重，陰部不淨。

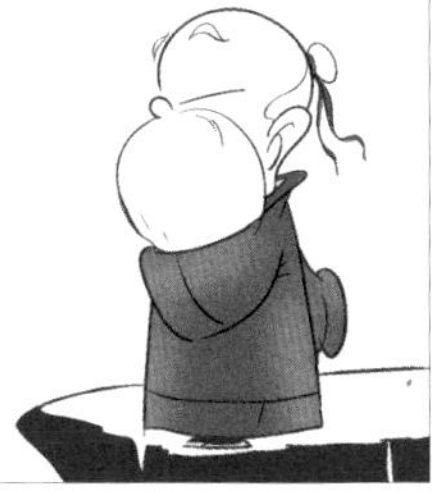

## 導致濕熱體質的原因

先天遺傳，肝、膽、脾、胃功能失調，嗜煙嗜酒，滋補不當，長期生活在濕熱環境，心情抑鬱，都是形成濕熱體質的主要原因。

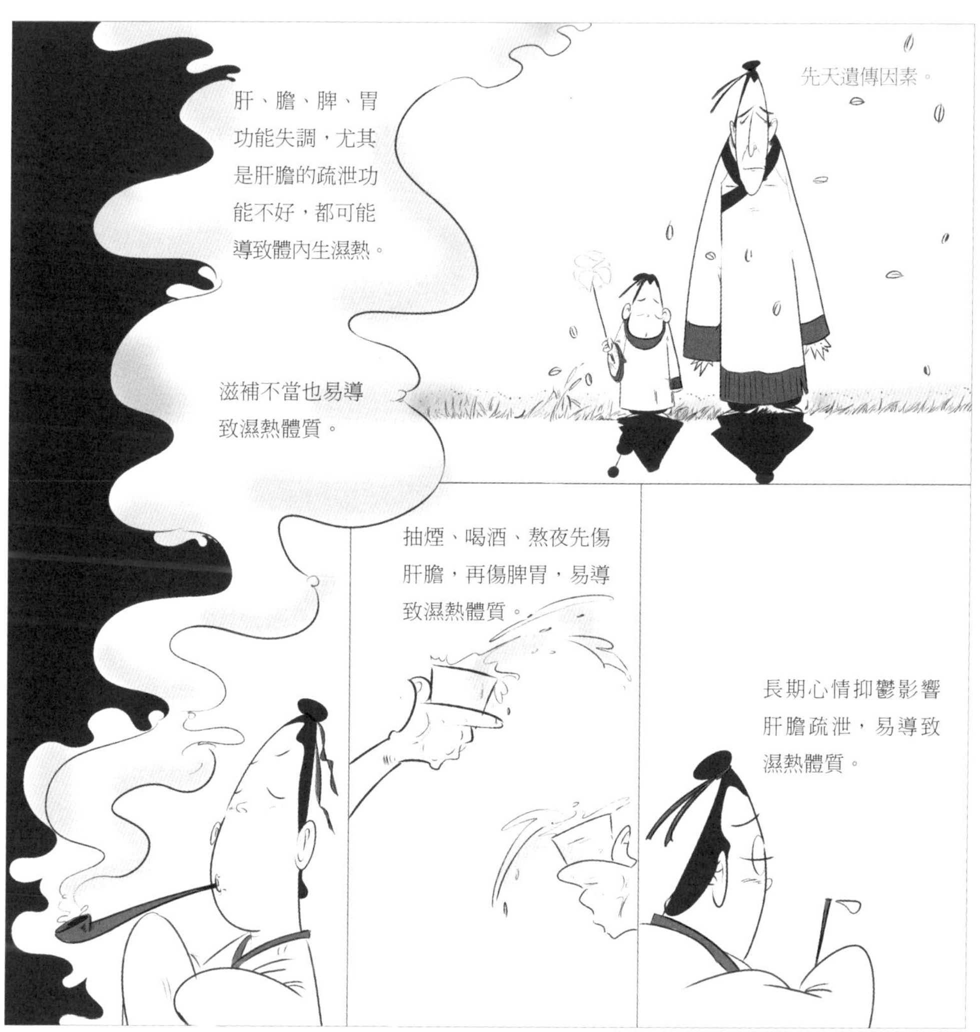
先天遺傳因素。
肝、膽、脾、胃功能失調，尤其是肝膽的疏泄功能不好，都可能導致體內生濕熱。
滋補不當也易導致濕熱體質。
抽煙、喝酒、熬夜先傷肝膽，再傷脾胃，易導致濕熱體質。
長期心情抑鬱影響肝膽疏泄，易導致濕熱體質。

## 肝膽疏泄與濕熱體質

肝膽的疏泄功能就是調暢氣機，促進脾胃運化。如果肝膽的疏泄功能失常，會影響脾胃功能，肝膽之氣鬱結而化熱，脾虛內生痰濕，體內又濕又熱又悶，穢濁不堪，最後形成濕熱體質。

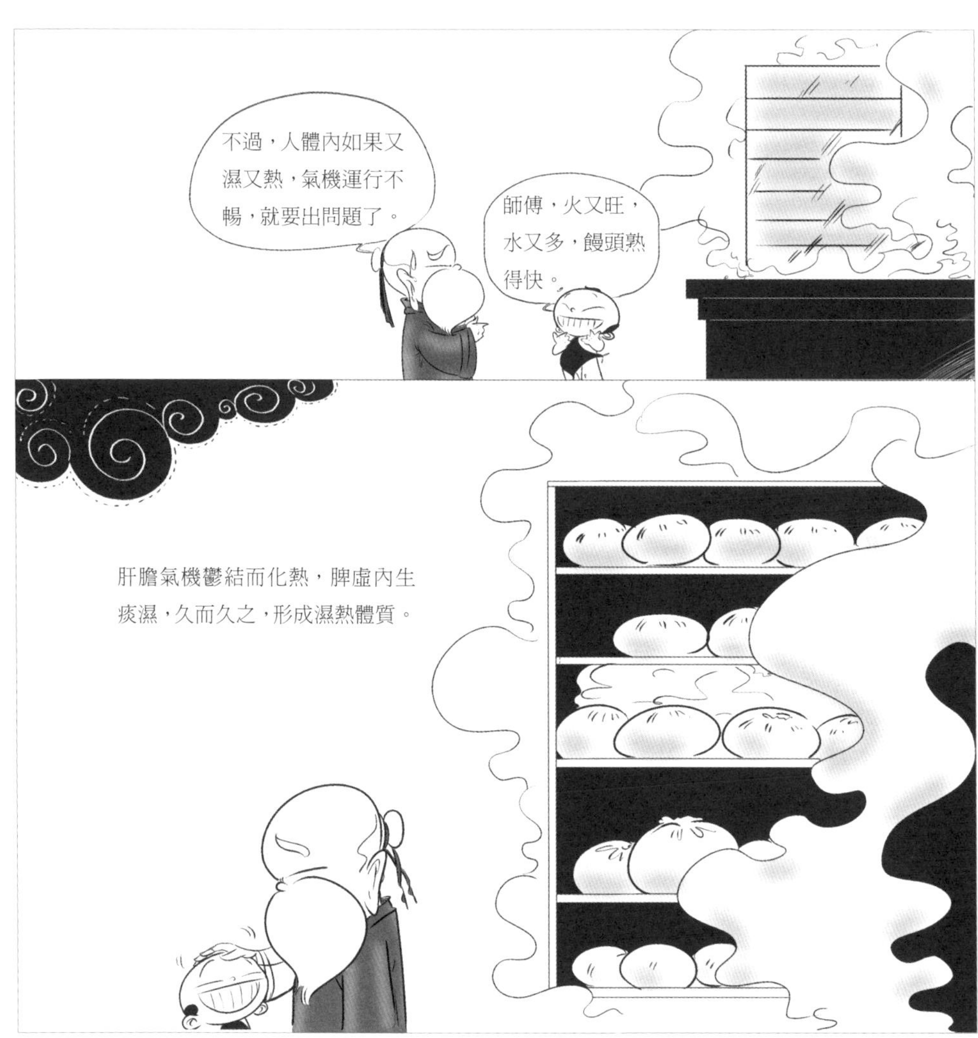
師傅，火又旺，水又多，饅頭熟得快。
不過，人體內如果又濕又熱，氣機運行不暢，就要出問題了。
肝膽氣機鬱結而化熱，脾虛內生痰濕，久而久之，形成濕熱體質。

## 濕熱體質易患疾病

### 皮膚病

濕熱體質者易患的皮膚疾病有：脂溢性皮炎、酒渣鼻、膿皰、痤瘡、毛囊炎，體癬、股癬、足癬等。

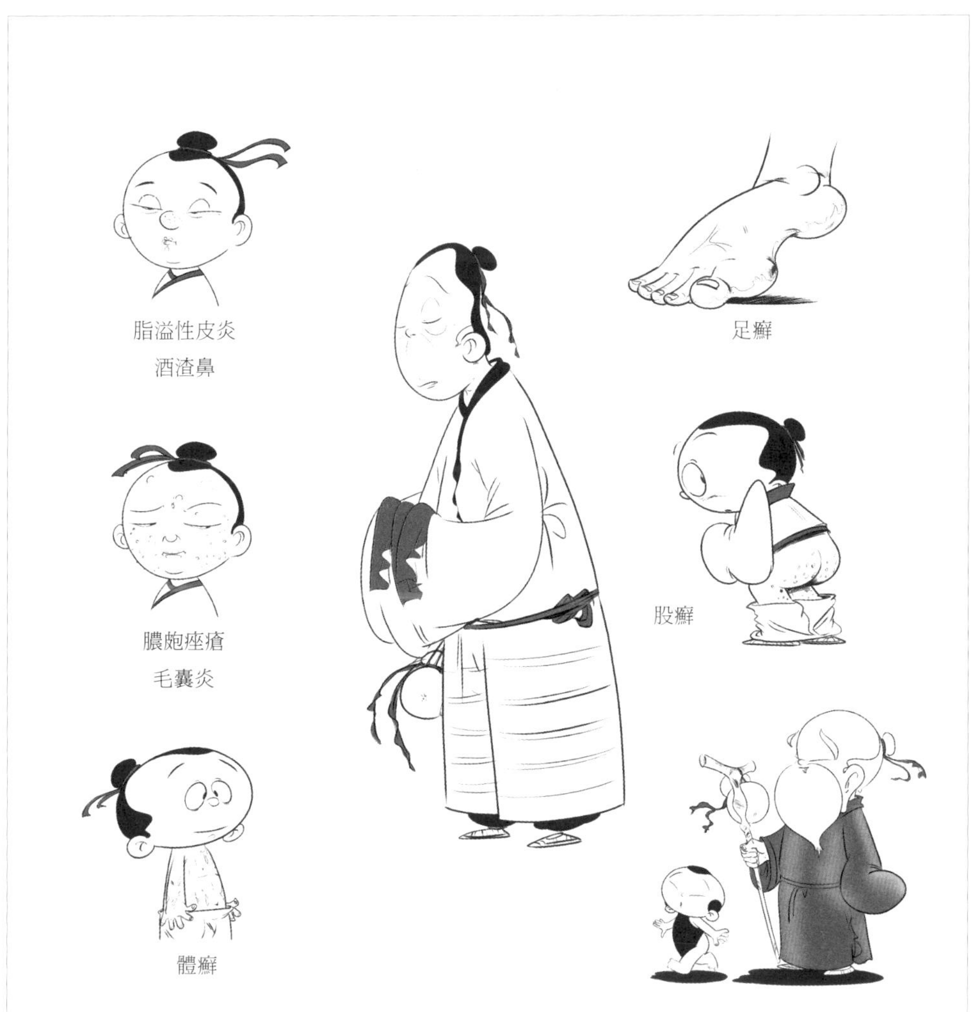
脂溢性皮炎
酒渣鼻
足癬
膿皰痤瘡
毛囊炎
股癬
體癬

## 泌尿生殖系統疾病

濕熱體質的人易患的泌尿系疾病有：膀胱炎、尿道炎、腎盂腎炎、盆腔炎、宮頸炎、陰道炎等。

其他疾病如腰背酸痛等。

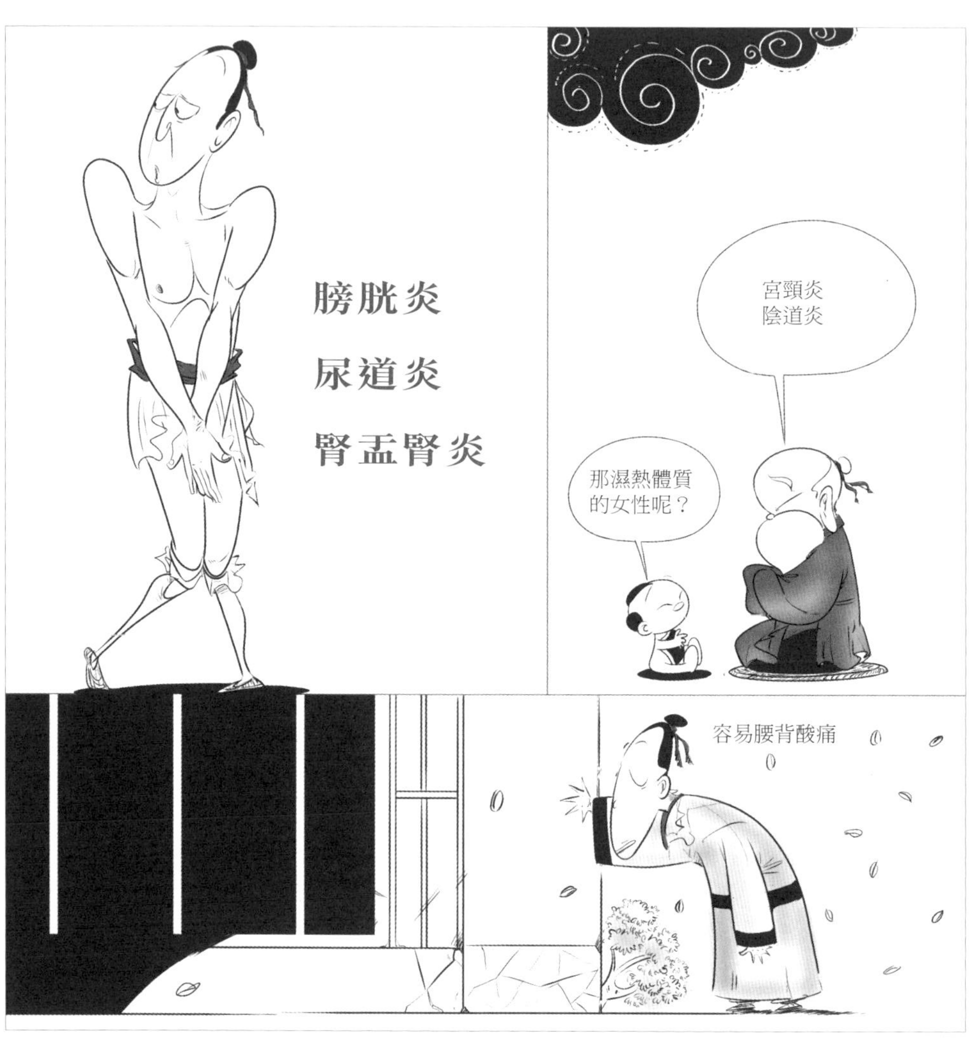
膀胱炎
尿道炎
腎盂腎炎
那濕熱體質的女性呢？
宮頸炎
陰道炎
容易腰背酸痛

# 濕熱體質易患疾病

## 肝膽疾病

濕熱體質的人易患的肝膽疾病有：攜帶肝炎病毒、急性黃疸型肝炎、膽石症。

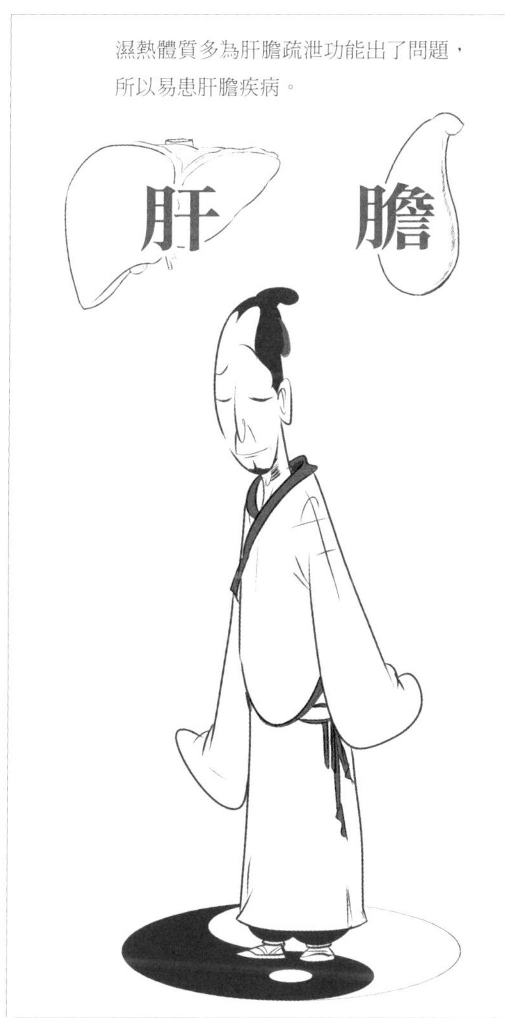

濕熱體質多為肝膽疏泄功能出了問題，
所以易患肝膽疾病。
肝
膽


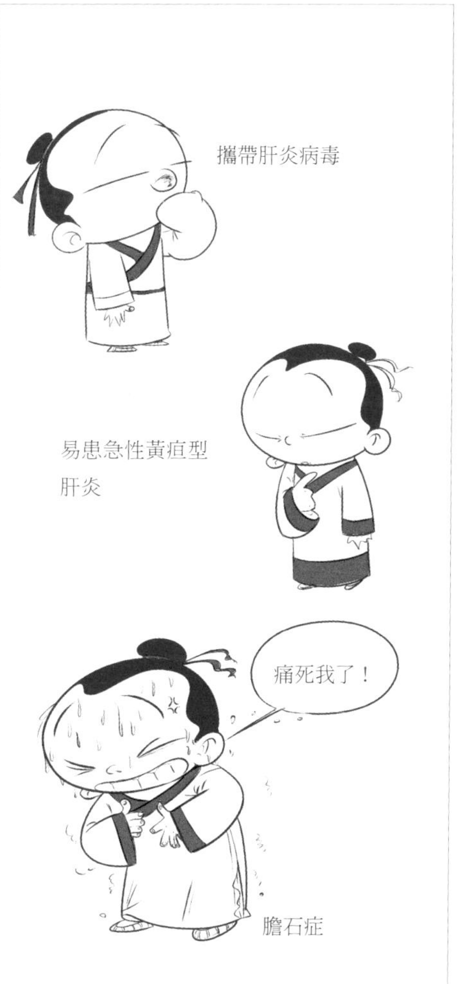

攜帶肝炎病毒
易患急性黃疸型
肝炎
痛死我了！
膽石症

# 濕熱體質的調養

## 調養原則——疏肝利膽

保持肝膽疏泄暢達，可使氣機運行暢通無阻，截斷滋生濕熱的源頭。同時，要注意適度鍛煉，科學飲食，合理作息，並保持平和穩定的心態。

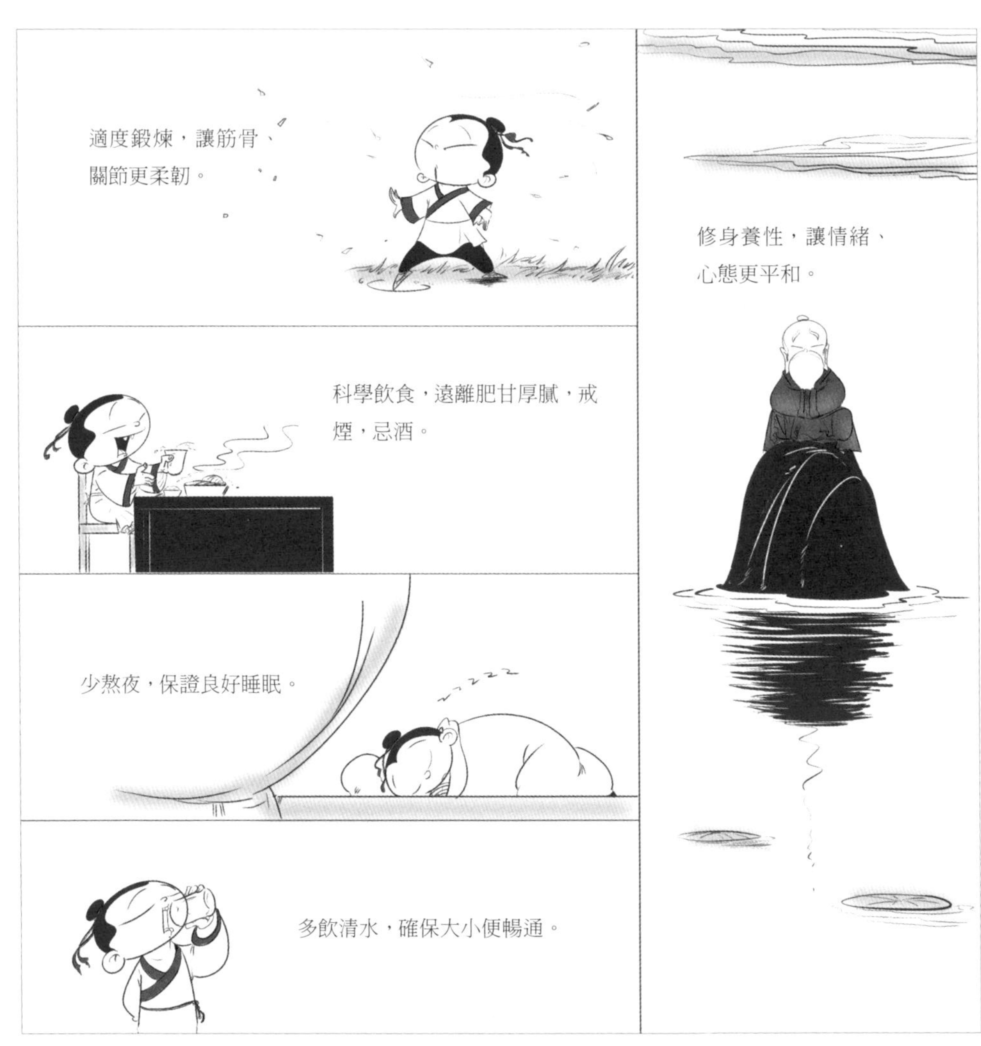
適度鍛煉，讓筋骨、關節更柔韌。
修身養性，讓情緒、心態更平和。
科學飲食，遠離肥甘厚膩，戒煙，忌酒。
少熬夜，保證良好睡眠。
多飲清水，確保大小便暢通。

## 濕熱體質會轉化

濕熱體質（過渡性體質）在青壯年身上多見，到了中老年期有可能轉化為其他體質，如氣虛體質、陽虛體質等。

因為濕熱體質的人常常上火，發炎，便秘，會經常吃些清熱解毒、祛濕通泄的藥。

所以到了中老年後，有的人會轉變為氣虛、陽虛或者痰濕體質，有的人會轉為陰虛體質。

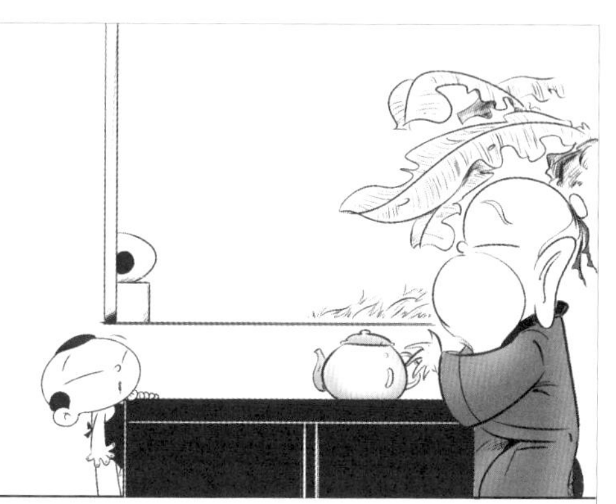

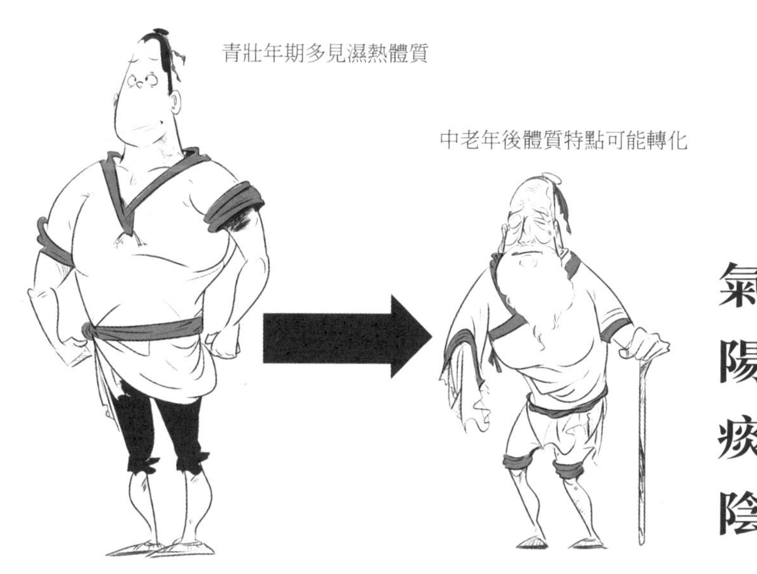
青壯年期多見濕熱體質
中老年後體質特點可能轉化
氣虛
陽虛
痰濕
陰虛

# 氣鬱體質

氣鬱體質以神情抑鬱、憂慮脆弱等表現為主要特徵。氣鬱體質的人應注重性情平和，不要過度思慮，宜培養豁達的胸襟。

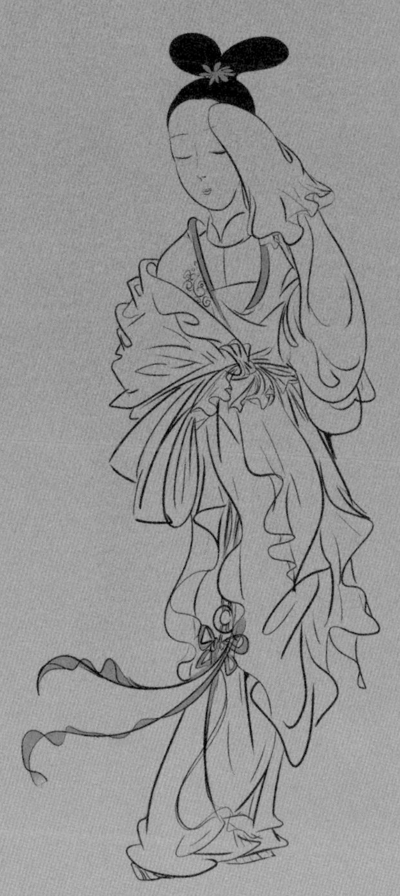

## 氣鬱體質的主要症狀

氣鬱體質的主要症狀：形體消瘦，抑鬱內向，敏感多疑，睡眠不好，大便乾結。女性經前常乳房腫痛。

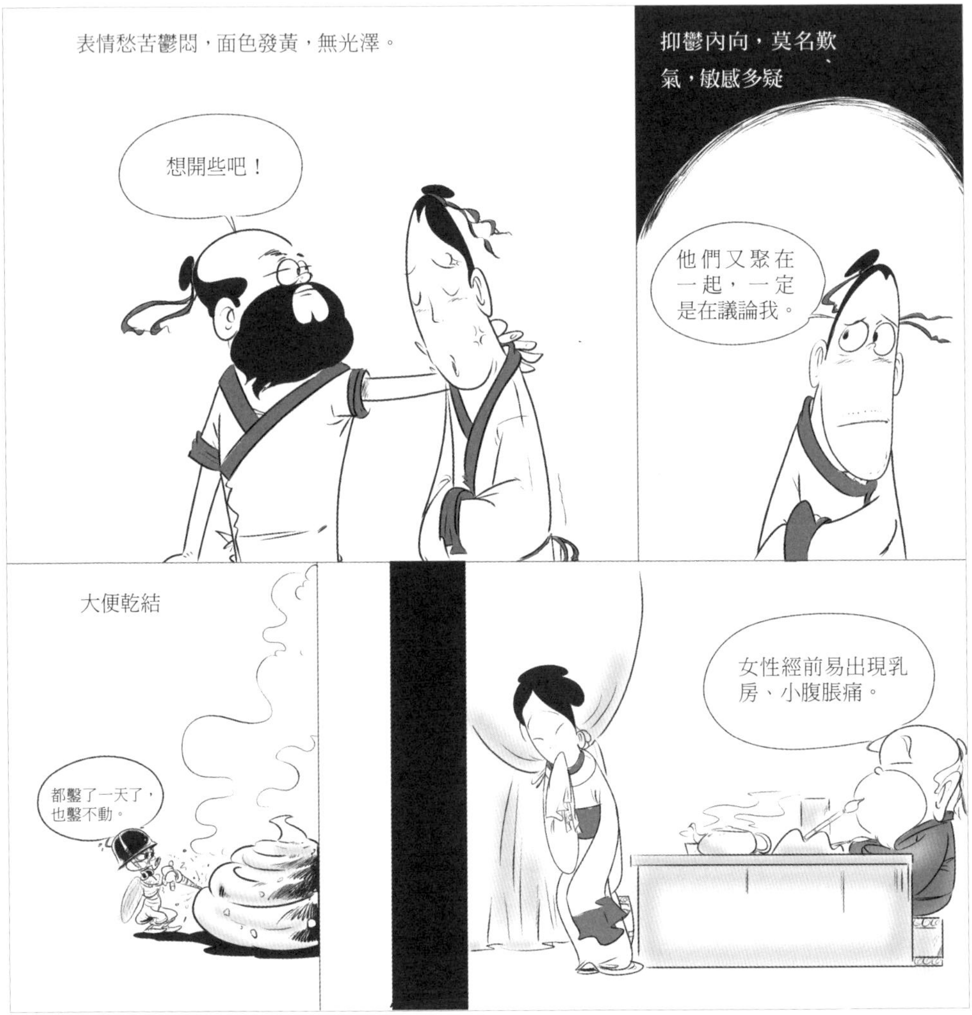

表情愁苦鬱悶，面色發黃，無光澤。

想開些吧！

抑鬱內向，莫名歎氣，敏感多疑

他們又聚在一起，一定是在議論我。

大便乾結

都鑿了一天了，也鑿不動。

女性經前易出現乳房、小腹脹痛。

## 導致氣鬱體質的原因

先天稟賦，父母遺傳是氣鬱體質的主要原因。
童年生活遺留的陰影未能及時調節排解，也會造成氣鬱在胸。

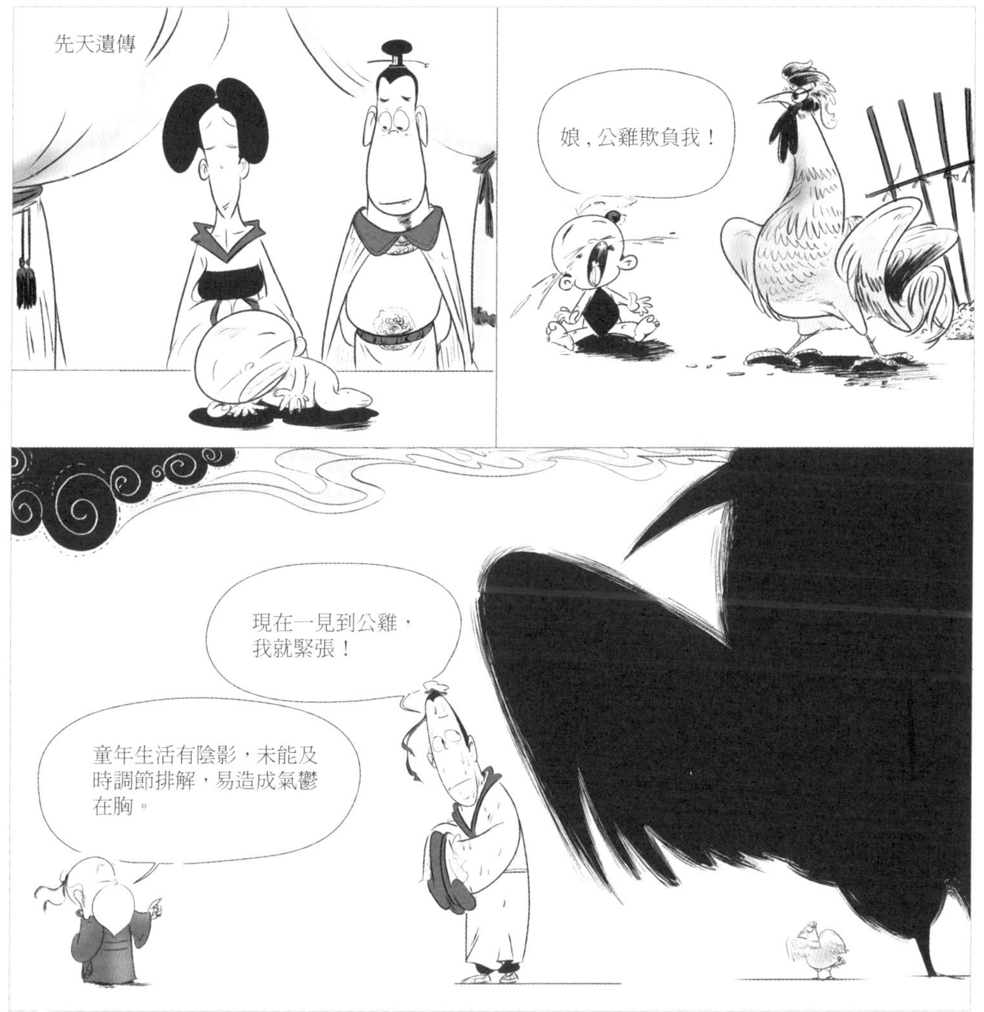
先天遺傳
娘，公雞欺負我！
現在一見到公雞，我就緊張！
童年生活有陰影，未能及時調節排解，易造成氣鬱在胸。

## 導致氣鬱體質的原因

現代生活競爭激烈，工作壓力大，有些人雖然心存遠大理想，滿懷抱負，但一時難以實現，很容易鬱結在心，如若積鬱的心情長期得不到紓解很有可能形成氣鬱體質。

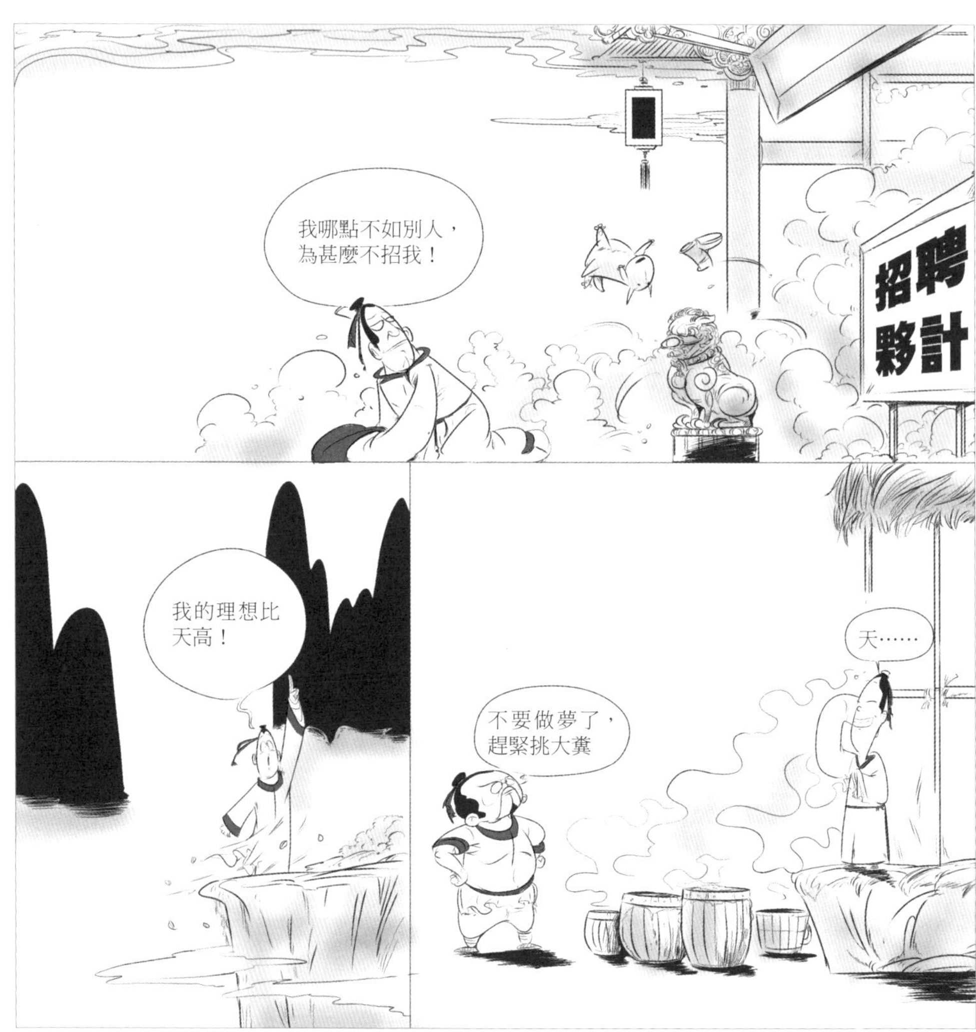

我哪點不如別人，為甚麼不招我！
招聘夥計
我的理想比天高！
天……
不要做夢了，趕緊挑大糞

## 氣鬱如何致病

氣能行血，能載津液，它推動著血液和津液到處流動。如果氣機鬱滯，就無法帶動血液、津液運行，使之淤積下來，造成病變。

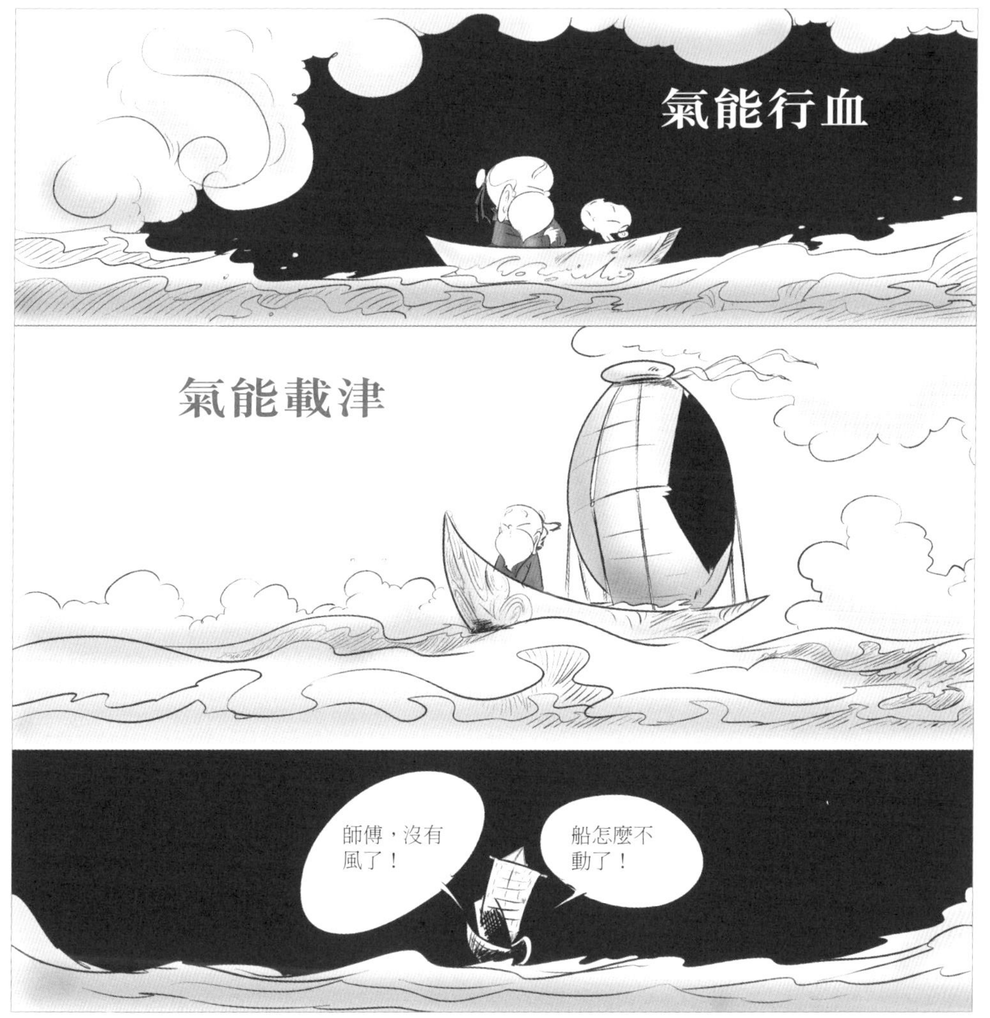
氣能行血
氣能載津
師傅，沒有風了！
船怎麼不動了！

## 氣鬱體質易患疾病

氣機瘀滯，運行不暢，會引起水液、血的瘀塞，形成痰濕、瘀血，引發疾病。氣鬱體質的人易患抑鬱症、失眠、偏頭痛、胸痛、肋間神經痛等證。

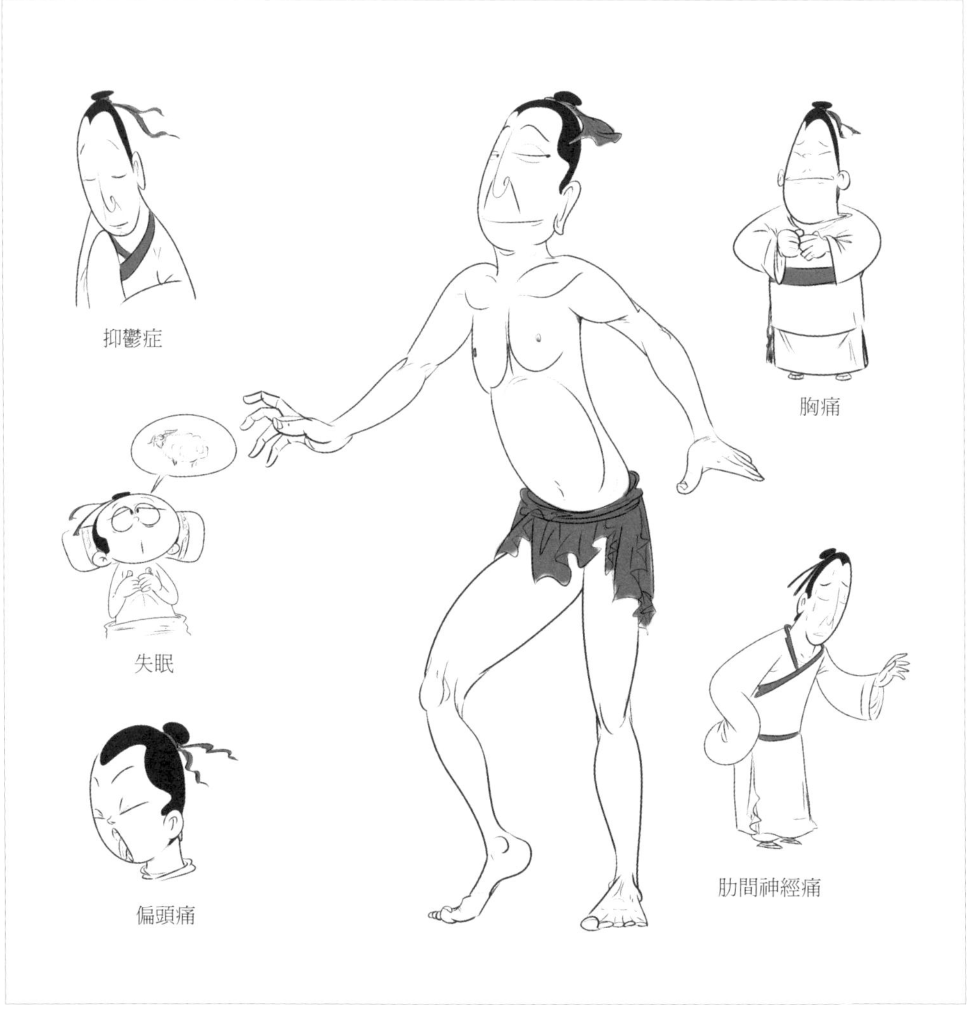

抑鬱症

胸痛

失眠

偏頭痛

肋間神經痛

## 氣鬱體質易患疾病

氣鬱的人易患慢性咽炎、甲狀腺功能亢進、慢性胃炎、慢性腸炎、慢性膽囊炎、慢性肝炎。

氣鬱體質的女性還易患月經不調，乳房脹痛。

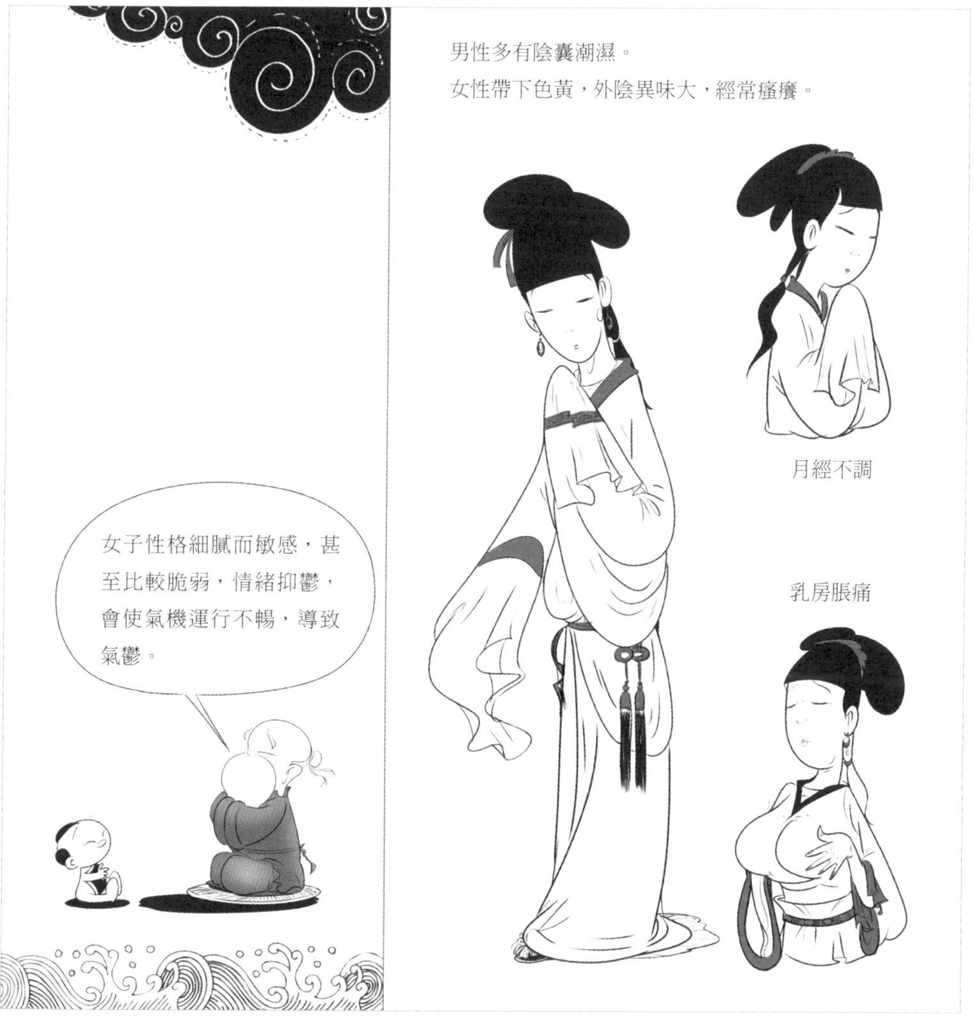
男性多有陰囊潮濕。
女性帶下色黃，外陰異味大，經常瘙癢。
月經不調
乳房脹痛
女子性格細膩而敏感，甚至比較脆弱，情緒抑鬱，會使氣機運行不暢，導致氣鬱。

# 氣鬱體質的調養

## 調養原則——補益肝血 疏肝理氣

肝有一項非常重要的功能，就是藏血。肝血儲備豐富，才有能力支持肝氣疏泄。如果肝血不足，會引起肝的疏泄不足，造成氣的鬱積。因而，氣鬱體質調養的重點是補益肝血，疏肝理氣。

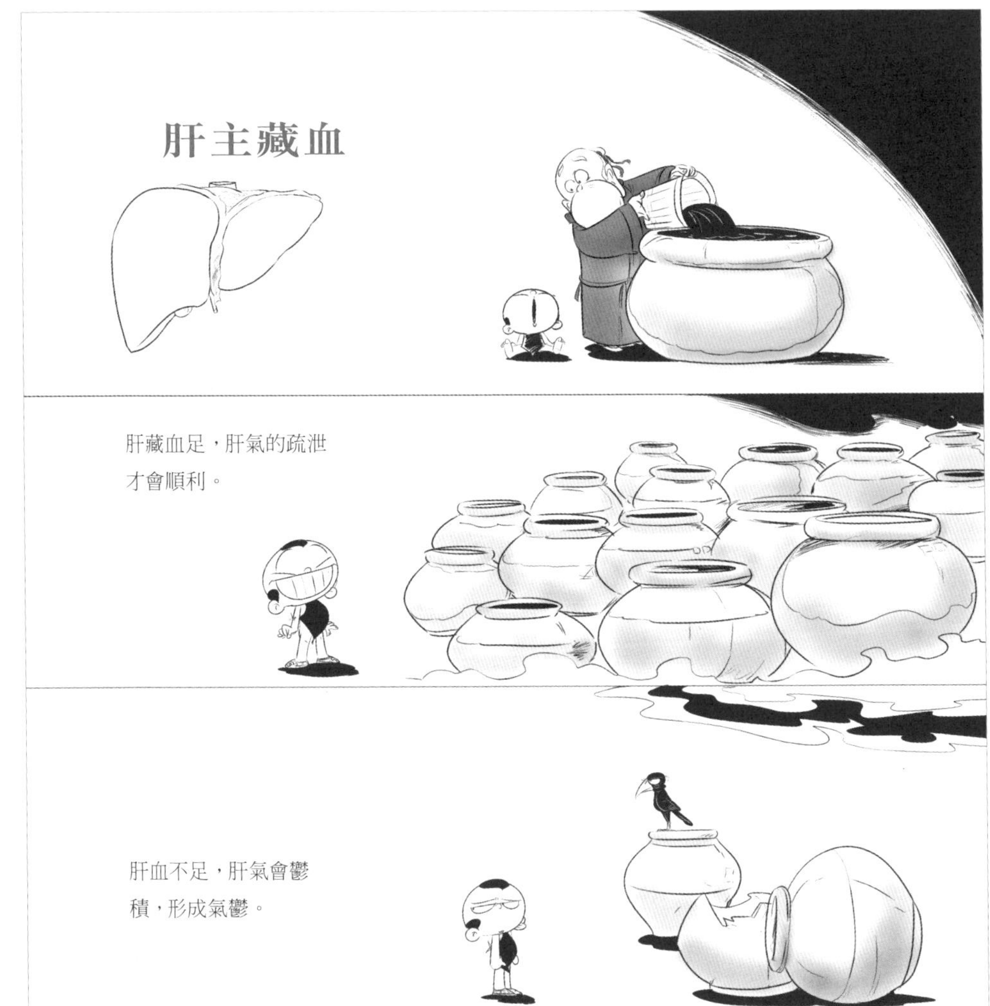

肝主藏血
肝藏血足，肝氣的疏泄才會順利。
肝血不足，肝氣會鬱積，形成氣鬱。

## 氣鬱體質的調養

### 調養原則——補益肝血 疏肝理氣

氣鬱體質的人可以從飲食調控、情志控制、日常起居和藥物調養等方面來補益肝血，疏肝理氣。

小麥、高粱、柑橘、洋蔥、大蒜、蔥、苦瓜、絲瓜、包心菜、蘿蔔、玫瑰花、茉莉花、海帶等都是有行氣、解鬱、消食功效的食物。蛋黃、龍眼、紅棗、葡萄乾都有補肝血的作用。

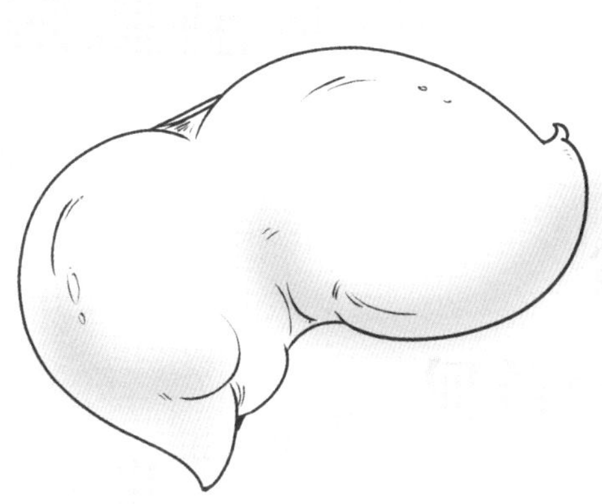

阿膠、何首烏、白芍、當歸、枸杞子可補益肝血；香附子、佛手、柴胡、香櫞、枳殼可疏肝理氣。

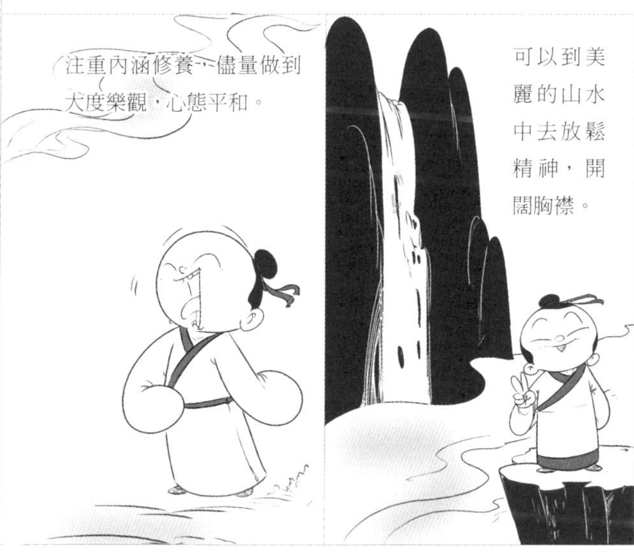

注重內涵修養，儘量做到大度樂觀，心態平和。

可以到美麗的山水中去放鬆精神，開闊胸襟。

經常聽聽清爽、歡快、振奮人心的音樂也會讓人心情舒暢。

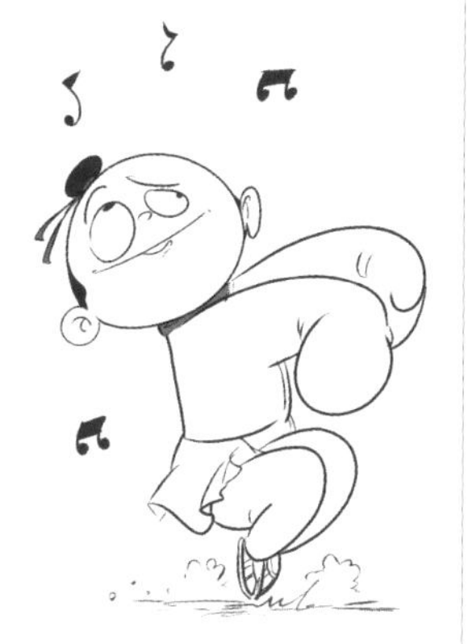

# 平和體質

平和體質是最理想的體質，能擁有這樣的體質，一方面依賴於先天遺傳，另一方面要靠後天的自身調養。

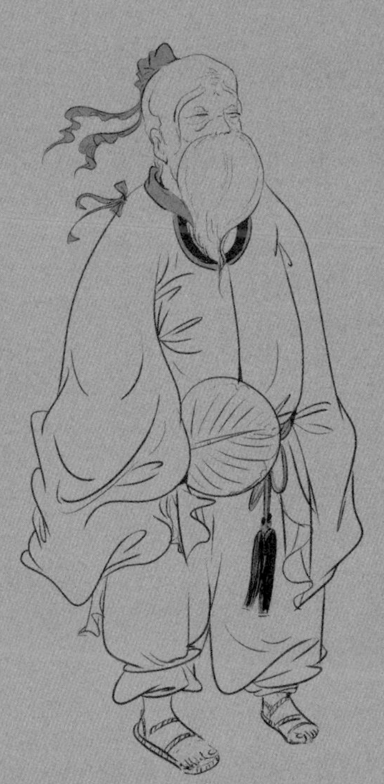

# 平和體質的特點

## 形體特點

平和體質的人多形體勻稱，體重適中，體態挺拔，皮膚光潔，舌質淡紅，舌苔薄。

皮膚光潔
舌質淡紅
舌苔薄
形體勻稱
體重適中
體態挺拔

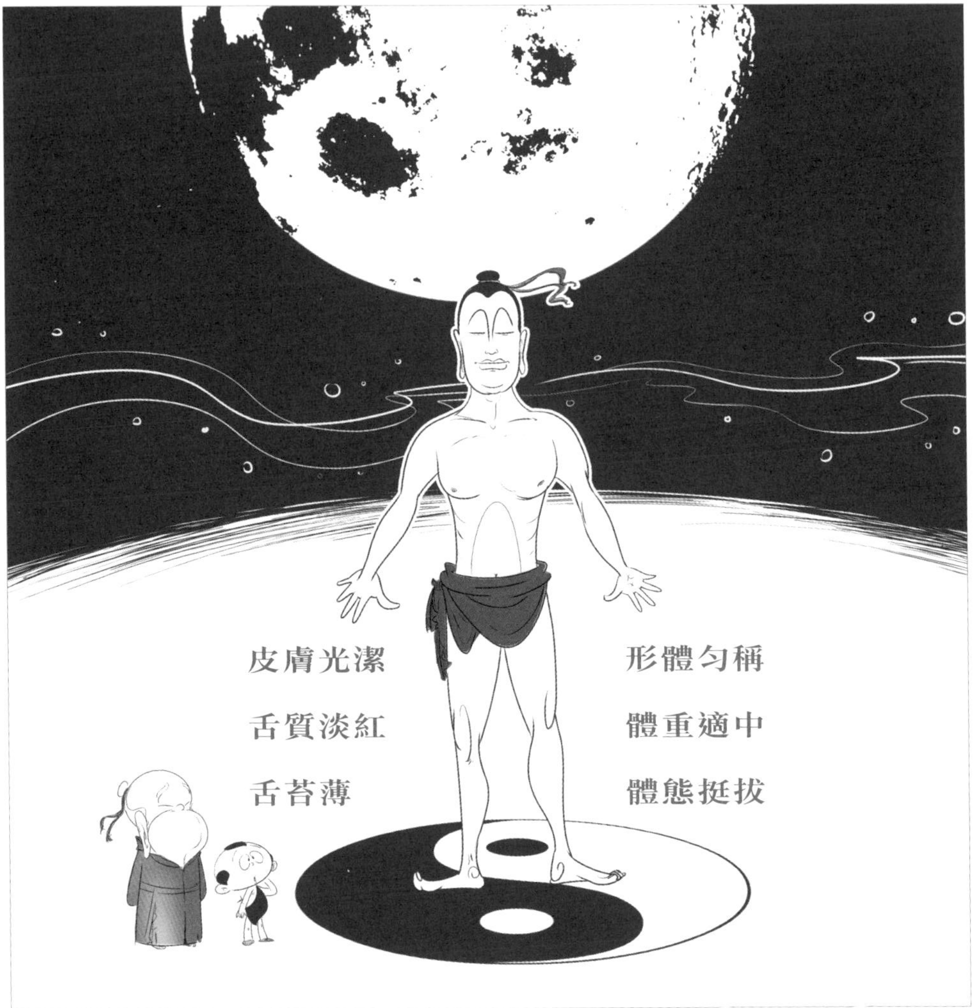

## 平和體質的特點

### 情緒特點

平和體質的人，情緒穩定，性格平和，七情適度，身心健康，不易生病。

平和體質是以體態適中、面色紅潤、精力充沛、臟腑功能狀態強健壯實為主要特徵的一種體質狀態。

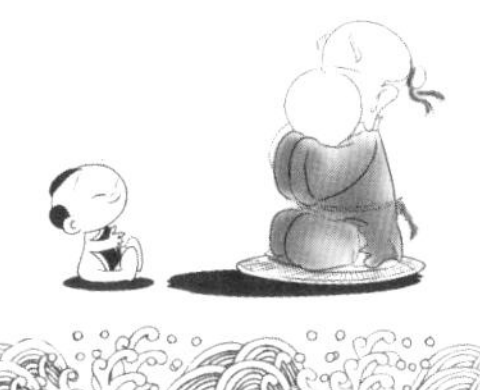

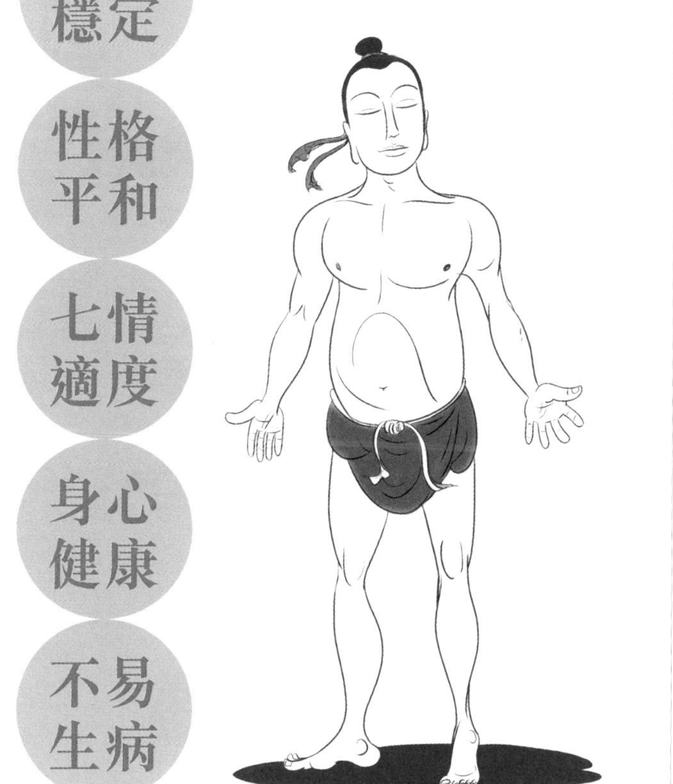

情緒穩定
性格平和
七情適度
身心健康
不易生病

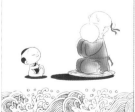

## 平和體質的成因

促成平和體質的主要原因：先天稟賦，父母遺傳；後天保持，習慣成自然。

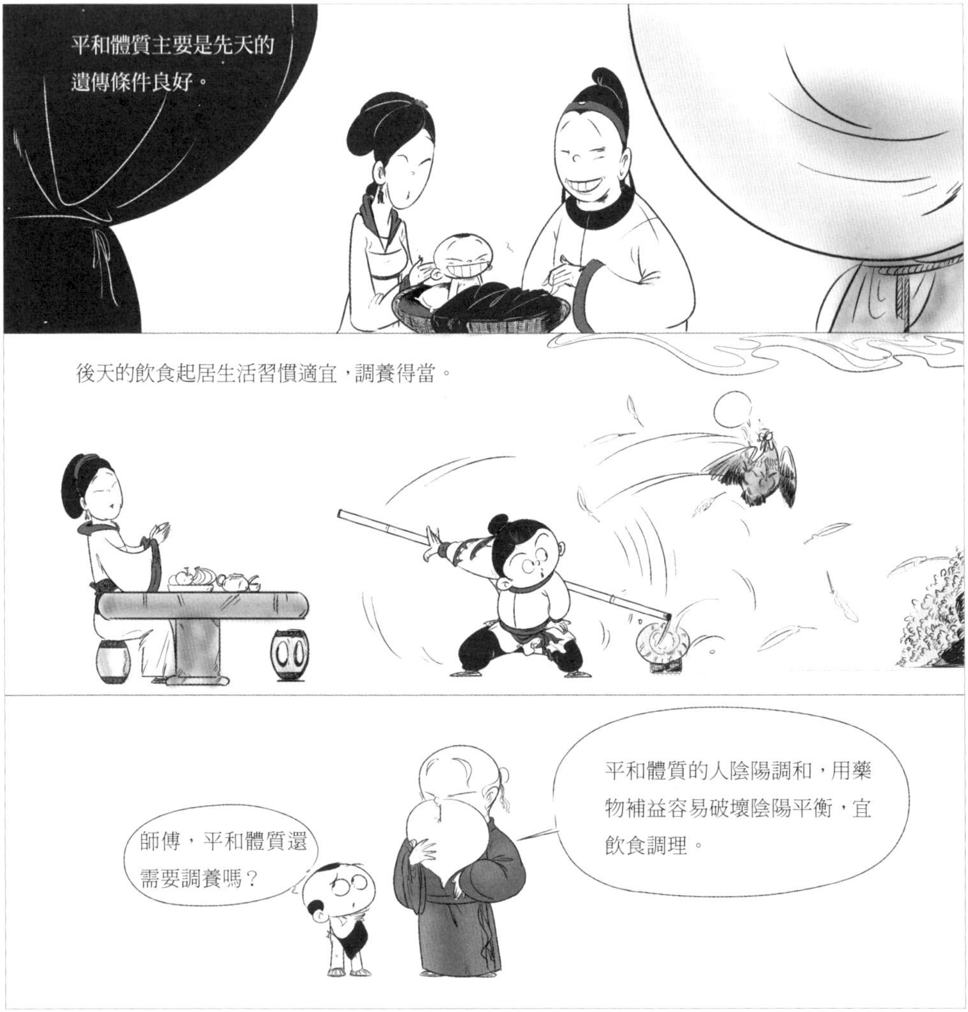

平和體質主要是先天的遺傳條件良好。

後天的飲食起居生活習慣適宜，調養得當。

師傅，平和體質還需要調養嗎？

平和體質的人陰陽調和，用藥物補益容易破壞陰陽平衡，宜飲食調理。

# 特稟體質

特稟體質最明顯的特徵就是過敏，主要原因是先天稟賦，但後天的某些因素也必須注意。

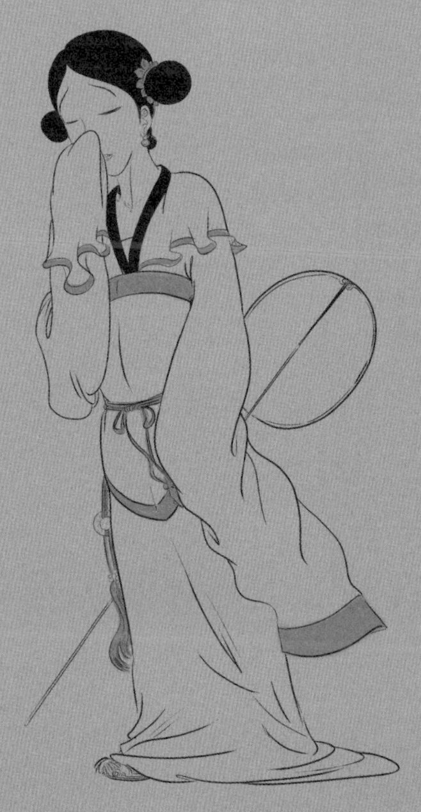

## 特稟體質的定義

特稟意為特殊稟賦。特稟體質又稱特稟型生理缺陷、過敏。特稟體質是指由於遺傳因素和先天因素所造成的特殊狀態的體質，主要包括過敏體質、遺傳病體質、胎傳體質等。

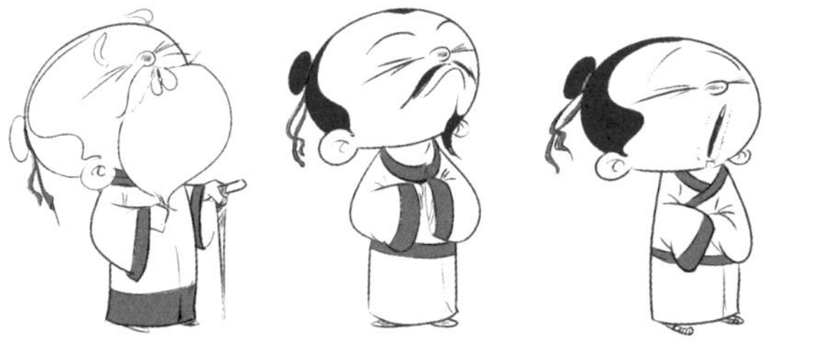

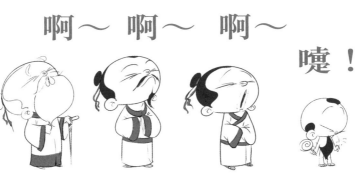

啊～ 啊～ 啊～
嚏！


先天遺傳是造成特稟體質的主要原因。特稟體質帶有家族性特徵。

特稟體質
- 過敏體質
- 遺傳病體質
- 胎傳體質

過敏體質是特稟體質的一種，具體來說，各種遺傳疾病、各種天生的身體缺陷，都屬特稟體質，但是後天調理對於過敏體質比較有效，而一些先天身體缺陷相對比較難調理。

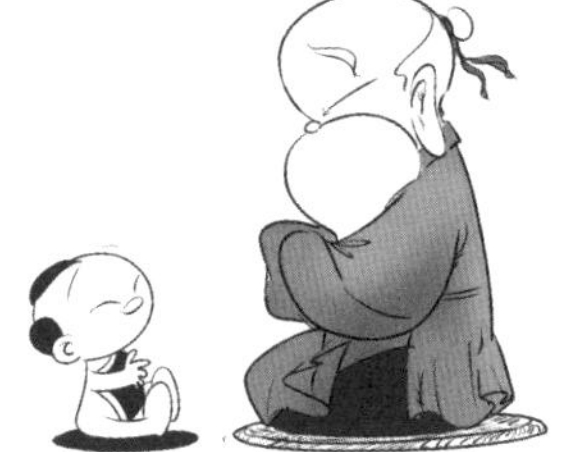

## 特稟體質的特點

特稟體質易發生哮喘、風團、咽癢、鼻塞，常打噴嚏。

易患蕁麻疹、花粉症、藥物過敏以及遺傳性疾病（如血友病）。

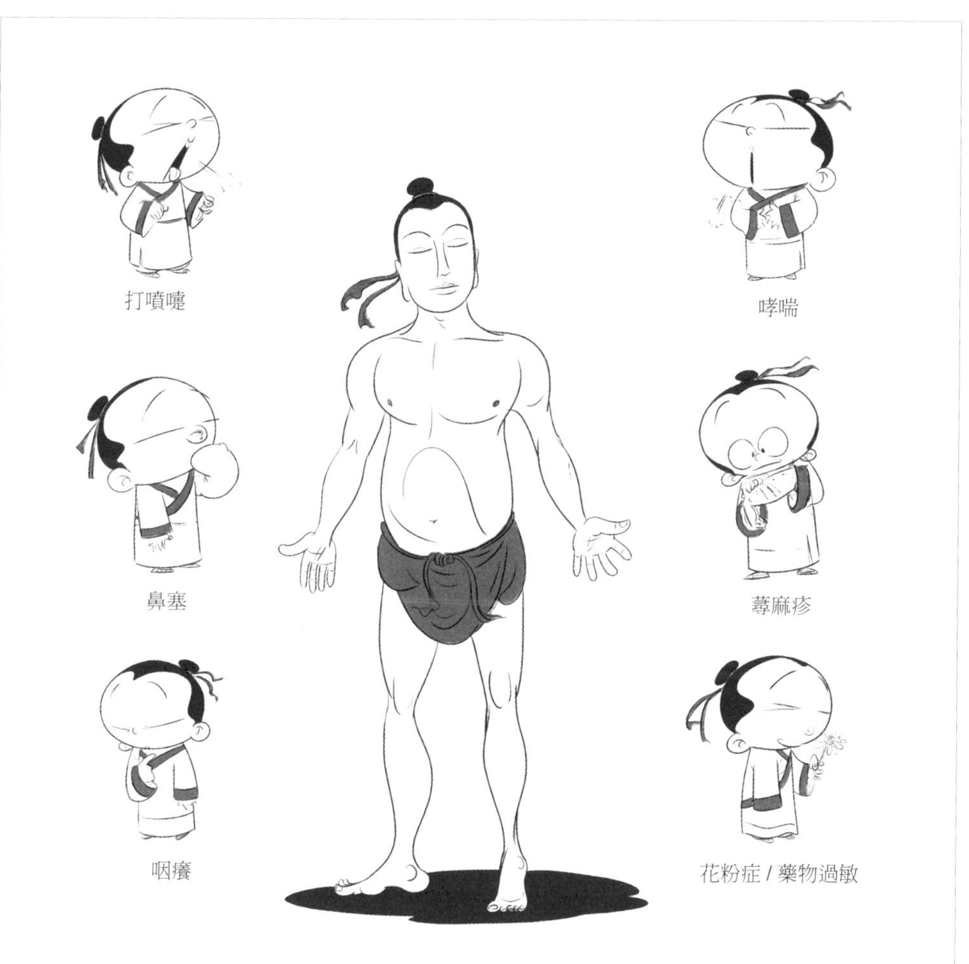

打噴嚏
哮喘
鼻塞
蕁麻疹
咽癢
花粉症 / 藥物過敏

# 特稟體質的調養

## 調養原則——飲食講宜忌 起居有節

雖然先天遺傳是造成特稟體質的主要原因，但如果後天加以調養，也會使這種偏頗的體質得到一定程度的改善。飲食與日常起居是最需注意的兩個方面。

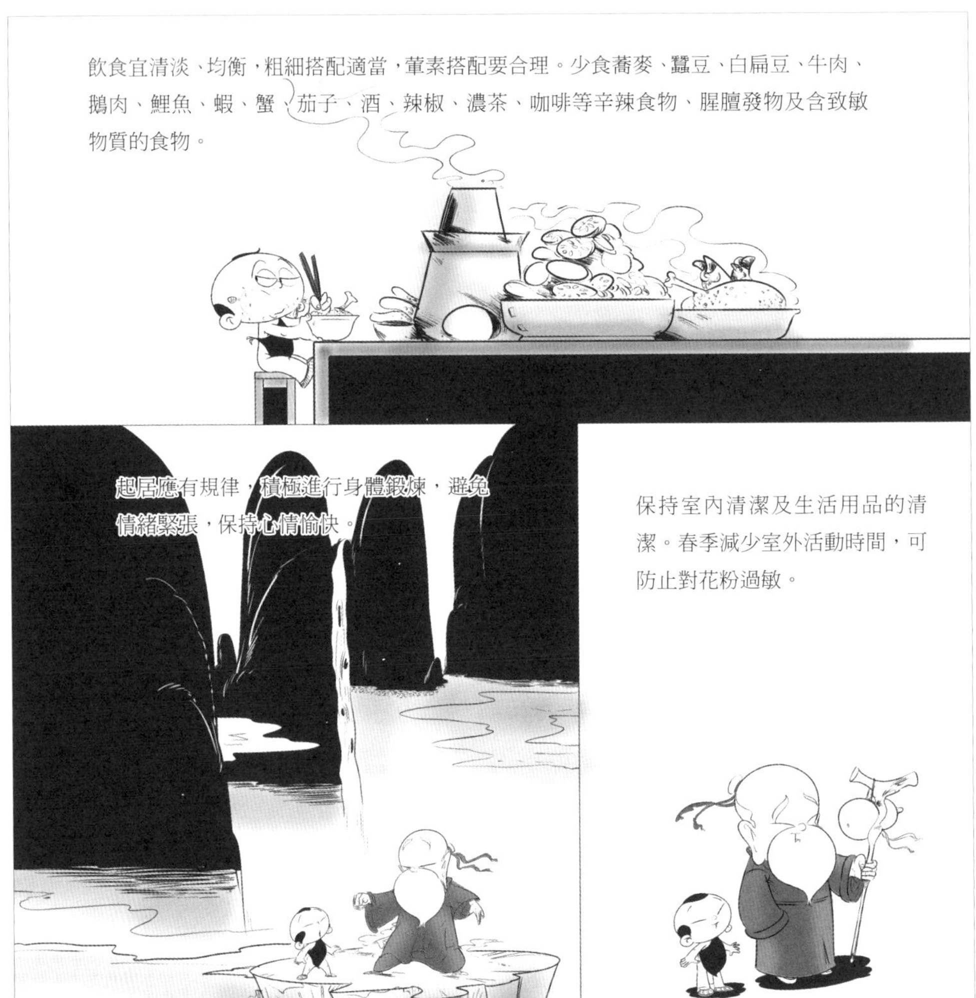

飲食宜清淡、均衡，粗細搭配適當，葷素搭配要合理。少食蕎麥、蠶豆、白扁豆、牛肉、鵝肉、鯉魚、蝦、蟹、茄子、酒、辣椒、濃茶、咖啡等辛辣食物、腥膻發物及含致敏物質的食物。
起居應有規律，積極進行身體鍛煉，避免情緒緊張，保持心情愉快。
保持室內清潔及生活用品的清潔。春季減少室外活動時間，可防止對花粉過敏。

# 我們的心願

掩卷遐思，感慨油然。

五千年的中醫精粹，僅一套書無法描摹它的深沉厚重；

五千年的智慧結晶，僅一套書無法盡現它的博大精深；

五千年的風雨滄桑，僅一套書無法力傳它的慷慨悲憫。

然而，我們相信，您讀完這套書，一定會為中醫國粹的精湛神奇而感慨，一定會為古人的聰慧睿智而動容，為燦爛的中華文明而心生一分自豪之情。

如果您會由此生發出對中醫的研究之心、探索之意，

如果您能由此積極宣傳推廣中醫，讓更多的人來了解它，學習它，發掘它，那麼，我們的心願也就滿足了。

編 者

責任編輯　許琼英
書籍設計　彭若東
排　　版　高向明
印　　務　馮政光

書　　名　圖解中醫（體質篇）
叢 書 名　生命·健康
編　　繪　羅大倫　石猴
出　　版　香港中和出版有限公司
Hong Kong Open Page Publishing Co., Ltd.
香港北角英皇道 499 號北角工業大廈 18 樓
http://www.hkopenpage.com
http://www.facebook.com/hkopenpage
http://weibo.com/hkopenpage
Email: info@hkopenpage.com
香港發行　香港聯合書刊物流有限公司
香港新界荃灣德士古道 220-248 號荃灣工業中心 16 樓
印　　刷　美雅印刷製本有限公司
香港九龍官塘榮業街 6 號海濱工業大廈 4 字樓
版　　次　2022 年 4 月香港第 1 版第 1 次印刷
2023 年 6 月香港第 2 次印刷
規　　格　特 16 開（170mm×230mm）184 面
國際書號　ISBN 978-988-8763-25-2